SV

Christoph Ribbat

Die Atemlehrerin

Wie Carola Spitz aus Berlin floh
und die Achtsamkeit nach New York mitnahm

Suhrkamp

Bibliografische Information der Deutschen Nationalbibliothek
Die Deutsche Nationalbibliothek verzeichnet diese Publikation
in der Deutschen Nationalbibliografie;
detaillierte bibliografische Daten sind im Internet
über http://dnb.d-nb.de abrufbar.

Erste Auflage 2020
© Suhrkamp Verlag Berlin 2020
Satz: Greiner & Reichel, Köln
Druck: GGP Media GmbH, Pößneck
ISBN 978-3-518-42927-3

»Und wenn nichts anderes«, sagte der Jehudi, »eins habe ich bei meinem Lehrer, dem heiligen Rabbi in Lublin, gelernt: wenn ich mich schlafen lege, schlummre ich im gleichen Augenblick ein.«

Martin Buber

Inhalt

1. Das Studio der Körperlichen Umerziehung

Die Entspannungsexpertin ist nicht entspannt. Sie blickt Richtung Osten. Sie schaut auf die Bäume, die Wiesen, den See. Ihr Hals schmerzt. Eine Knorpelzwischenscheibe quetscht einen Nerv. Sie sorgt sich, dass die Miete für diese Wohnung viel zu hoch ist. Was für ein enormes finanzielles Risiko, hier einzuziehen. Aber was für ein Geschenk, so viel von diesem weiten Himmel zu sehen, von der Sonne und den Wolken. Möwen segeln dahin.

Der Bruch mit Charlotte wühlt sie auf. Sie, Carola, hat sie früher Charlöttchen genannt und Charlöttchen sie Carölchen. Mehr als zehn Jahre haben sie zusammengearbeitet. Sie waren wie Schwestern. Zusammen sind sie durch die harten Zeiten gegangen. Jetzt sprechen sie nicht mehr miteinander. Carola beobachtet, wie der Wind Streifen auf das Wasser des Sees bringt und wie sich diese Muster immer wieder ändern. Sie blickt auf Laubbäume und Tannen und schmale Pfade, die sich durchs Grün winden. In einer geraden Linie hinter den Bäumen, 800 Meter entfernt, sieht sie das Metropolitan Museum of Art an der Fifth Avenue. Hinter dem Museum liegt die Upper East Side und der East River und Queens und Long Island und dann der Atlantik und dann Europa. Sie fährt regelmäßig mit dem Bus nach Deutschland.

Ihre Schülerinnen und Schüler werden gleich kommen. Die Strohhalme liegen bereit. Es sind nicht die großen für Milkshakes, sondern die kleinen für Cocktails. Das Strohhalm-Experiment ist ihr wichtig. Gedämpft hört sie die Autos zehn Etagen unter ihr. Dieses helle, leere Zimmer hier oben ist ihr

Arbeitsplatz: das Studio der Körperlichen Umerziehung. So hat sie es getauft. Sie ist dreiundfünfzig Jahre alt. Ihr Name vor dem Gesetz ist Carola Henriette Spitz. Für ihre Klienten heißt sie Carola Speads. In einem alten Pass Carola Spitzová. Vorher Carola Joseph. Irgendwann als Kind hieß sie Molle, weil sie eine Zeit lang ein bisschen ins Pummelige ging. Ihre Mutter hat sie aber auch als Erwachsene noch so genannt, selbst in ihren letzten Briefen aus Amsterdam.

Der Bus kreuzt den Park an der 86. Straße. Dann sind es noch einige Blocks und sie ist in Yorkville, Kleindeutschland. Schaller & Weber an der Second Avenue führen deutsches Apfelmus, Gewürzgurken und Pumpernickel sowie Kasseler Leberwurst, Braunschweiger Leberwurst und »Deutsche Blockwurst«.[1] Das Schweinefleisch darin stört sie nicht. Ihr Mann ist Jude. Sie ist Jüdin. Sie haben auch jedes Jahr einen Christbaum, genau wie damals in Deutschland.

Das Haus, in dem sie seit einem knappen Jahr wohnt, heißt Rossleigh Court. Es liegt an der Ecke von 85. Straße und Central Park West. Daher hat es zwei Adressen. Für den privaten Briefverkehr nutzt sie: 1 West 85th Street. Sie hat viel Post zu erledigen, vor allem mit deutschen Behörden und ihren Anwälten in West-Berlin. Einer von ihnen, Herr Schwarz, ist Spezialist für Entschädigungsangelegenheiten. Er selbst hat seinen Vater in Theresienstadt verloren.[2] Komplizierte, schmerzhafte Dinge tauscht sie mit den Juristen aus.

Ihre professionelle Anschrift, die des »Studio of Physical Re-Education«, lautet: 251 Central Park West. Jeder in New York weiß, was das bedeutet. Welch eine fantastische Lage das ist. Was für einen Blick man genießt. Vielleicht ist Rossleigh Court selbst nicht das glamouröseste Gebäude der Stadt. Aber einige Meter nach links ragen die luxuriösen Türme des Eldorado auf und rechts herunter geht es zum Dakota. Dort wird eines Tages ein Musiker namens John Lennon einziehen.

Häuser stehen nur auf der einen Seite von Central Park West. Wenn man die Straße überquert, läuft man also gleich in diese ganz andere Welt, ins Grüne, in den weiten Park, wo die Luft frischer ist als überall sonst in Manhattan, weil die Bäume die Atemluft filtern. Jetzt, im Herbst des Jahres 1954, qualmen in New York Hunderttausende Kohleheizungen, Tausende private Müllverbrennungsanlagen und Busse und Laster und Autos, täglich werden es mehr. Auf neu gebauten Einfallstraßen steuern die Pendler aus den Vororten ihre privaten Kraftfahrzeuge in die Stadt. Das ist ein sehr modernes Konzept. Überall lagert sich Ruß ab. An manchen Tagen meint man in New York, dass die Luft nur aus Abgasen besteht. Nur nicht hier am Park.[3]

Im Haus ist es still. Die Wände sind dick. Man bekommt nicht viel von den Nachbarn mit. Über die kroatische Familie im achten Stock munkelt man, dass sie Beziehungen zur SS gehabt und deshalb nach dem Krieg die Flucht nach New York ergriffen hätte. In der elften Etage wohnt Alberta Szalita. Während des Krieges war sie als Neurologin in einem Moskauer Krankenhaus tätig. Dort erhielt sie die Nachricht, im Herbst 1943, dass ihr Ehemann, ihr Vater, ihre Mutter, vier ihrer Schwestern und einer ihrer Großväter bei einer von Deutschen organisierten Massenerschießung umgebracht worden waren. Alberta Szalita ist in die Vereinigten Staaten ausgewandert. Sie hat sich zur Psychoanalytikerin ausbilden lassen. Sie hat versucht, ihre Beziehungen mit den Ermordeten zu reflektieren, so unmöglich das auch erschien. Vor dem Trauern sei sie davongelaufen, schreibt Szalita später in ihrer Autobiografie, und das Trauern habe sie eingeholt.[4]

Es ist ein Schicksal, das viele hier auf der Upper West Side teilen. Die meisten aber schweigen über solche Dinge. Vielleicht laufen sie noch davon. Carola könnte vom unvorstellbaren Schicksal ihrer Mutter und ihres Bruders berichten oder von ihren eigenen Erfahrungen in Berlin, Amsterdam und Paris. Sie spricht nicht darüber, auch nicht mit Stevie, Alan und Johnny, ihren Enkeln. Ihre Großmutter, das werden diese später als erfolgreiche Männer um die sechzig sagen, habe wohl ihre amerikanischen Leben nicht beeinträchtigen wollen. Sie kommen regelmäßig vorbei, die kleinen Jungs, meistens am Samstagnachmittag, wenn Carolas Wochenendkurs vorbei ist. Manchmal bleiben sie über Nacht. Ihre Omi erzählt ihnen von dem Schäferhund, den sie als Kind besaß und der bei ihr im Bett schlafen durfte. Damals in Berlin.

Im diesem Sommer haben hier die Sirenen geheult. New York rechnet damit, von Atombomben getroffen zu werden. Früher war die Stadt weit weg von Europas Kriegen. Im Nuklearzeitalter ist das anders. Operation Alert, abgehalten an einem Montag im Juni, ging davon aus, dass drei Wasserstoffbomben in der Stadt detoniert seien. Eine habe Queens, eine die Bronx und eine Manhattan getroffen, genau an der Kreuzung von First Avenue und 57. Straße. Zügig räumten die New Yorker die Bürgersteige und suchten die vorgesehenen Schutzräume auf. Die Übung sollte ihren Glauben daran verstärken, dass ihr Land mit allem umgehen könne, auch der größten denkbaren Attacke. Falls es sich aber tatsächlich um Bomben gehandelt hätte, das sagen Realisten, wären mehr als zwei Millionen Menschen zu Tode gekommen.[5]

Ihre Schülerinnen und Schüler suchen eine andere Art Schutzraum. Das ist Carolas Studio für sie: ein Ort, an dem sie sich wohlfühlen und sicher. Manche kommen direkt unter dem Gebäude mit der U-Bahn an, an der Station 86. Straße. Sie lassen das Rumpeln, das Quietschen, die stickige Dunkelheit hinter sich, steigen die Treppen hoch ans Tageslicht, laufen am Gebäude entlang, biegen rechts in die 85. Straße ein. Dort ist gleich der Eingang. Im Foyer hängt das Schild: ALL VISITORS & DELIVERIES MUST BE ANNOUNCED. PLEASE CO-OPERATE WITH DOORMAN. Irgendwann wird die Tafel THIS IS A SMOKE-FREE BUILDING daneben platziert. Die Schülerinnen und Schüler kooperieren mit dem Doorman.

Der Begriff »Kulturschock« stammt von Cora Du Bois, einer von Carolas Schülerinnen. Sie ist Anthropologin, eine der besten ihrer Epoche. Sie hat Feldforschung auf der Insel Alor betrieben, im Malaiischen Archipel, allein in einer für sie komplett fremden Welt. Du Bois geht davon aus, dass die ersten zwei Monate in einer anderen Kultur verlorene Zeit sind. Zuerst muss man den Schock der Fremde verarbeiten, sich gewöhnen: an die anderen Wege, das ungewohnte Essen, die Körpersprache. Du Bois will herausfinden, ob man diese Phase verkürzen kann. Ist es möglich, sich schneller zu verändern? Kann man flexibler reagieren? Carolas Unterricht scheint genau darauf vorzubereiten. Also hat Du Bois sie neulich eingeladen, zu einem Vortrag vor Anthropologen.[6]

Über den Kulturschock kann Carola nicht nur als Wissenschaftlerin sprechen. Sie leidet an Amerika. Aber es sind eindeutig mehr als zwei Monate seit ihrer Ankunft vergangen. Vierzehn Jahre lebt sie nun hier. Seit dem 25. März 1946 ist sie amerikanische Staatsbürgerin. Sie hadert immer noch.

Am Anfang war es die Enge in der U-Bahn. Auf den Bahnsteigen standen Angestellte, die nur dafür da waren, Menschen in die überfüllten Waggons zu schieben, ihre Hinterteile, Schultern, Köpfe. Damals wohnten sie in Washington Heights, ganz im Norden Manhattans, und sie arbeitete in Midtown. Sie stieg auf dem Weg zur Arbeit an der 191. Straße ein, ganz zu

Beginn der Linie, und musste sich dennoch in ein schon über-
fülltes Abteil hineinquetschen. Bei der Rückfahrt von der 57.
Straße war dann alles noch viel schlimmer. Und jetzt schockieren sie andere Dinge. Sie klagt über den
»entsetzlich harten Existenzkampf« und den »Großkapitalismus«
in den Vereinigten Staaten. Die »Skrupellosigkeit, ein Ziel zu
erreichen«, sagt sie, sei »einfach unbeschreiblich«. Sie sei schon
erstaunt darüber, wenn sich die Menschen hier einmal einfach
nur »ordentlich« benähmen. In der Zeitung liest sie von Kindern, die ihre Eltern erschlagen, von Eltern, die ihre Kinder
umbringen, und von Auftragsmorden, verübt für ein paar Dollar.

Wer Angst hat, sagt die Expertin Carola Speads, dessen Körper verändert sich. Das ist ein natürlicher Prozess. Der Körper
will helfen, den Ausnahmezustand Angst zu überstehen. Aber
was passiert, wenn die Angst nicht verschwindet? Dann verändert sich die Wachsamkeit des Körpers in etwas anderes.
Man verkrampft. Die Muskeln sind angespannt, die Gelenke
steif, die Atmung flach. Die Anspannung kann zu einer solchen
Anstrengung führen, dass einem alles zu viel wird und wiederum große Schlaffheit die Folge ist. Ein Teufelskreis ist das, sagt
Speads. Weil der ängstliche Mensch über Muskeln, Sehnen, Atmung nicht mehr richtig verfügen kann, legt er sich andere
Körperhaltungen zu, so dass sich Anspannung oder Schlaffheit
noch mehr ausbreiten und man noch ängstlicher wird.

In vierundzwanzig Jahren, 1978, wird sie ein Buch über das At-
men veröffentlichen. Der moderne Mensch, schreibt sie darin,
lebt buchstäblich in einer atemlosen Zeit. Sie beleuchtet den
Unterschied zwischen gestörtem Atmen und befriedigendem
Atmen und demonstriert, dass alle Aspekte des Lebens vom
Luftholen beeinflusst werden. Wer eine befriedigende Atem-

Art meistert, sagt Carola Speads, wird auch das Leben insgesamt in den Griff bekommen.[7]

Auch wenn sie sich über Manhattan ärgert: Eigentlich ist sie, die Atemfachfrau, am genau richtigen Ort angelangt. Der Südtiroler Leo Kofler hat hier in New York die moderne Technik des Luftholens entwickelt. Er hatte als Sänger nie die große Karriere geschafft, aufgrund von Atemproblemen, spielte also die Orgel in der St. Paul's Chapel nahe der Wall Street, dirigierte Kirchenchöre und schrieb nebenbei das Atem-Standardwerk schlechthin. An einem Novembertag des Jahres 1908 schob sich Kofler eine Schusswaffe in den Mund und drückte ab. Aber *Die Kunst des Atmens* ist unsterblich.[8]

Carolas Laufbahn begann in Berlin, in den zwanziger Jahren. In ihren Kreisen kannte jeder den Kofler: seinen »Lungenfeger« (ausatmen durch eine winzige Lippenöffnung, die »erfrischende Wirkung«, so Kofler, »tritt augenblicklich ein«), die »Schlürfübung«, die Muskelübung für das Crescendo und das Decrescendo, sowie die Übung, die die Elastizität der Rippenknorpel erhöhen sollte. Natürlich auch den Leitsatz im sechsten Abschnitt: »Nimm Atem durch die Nase.«[9] Das jedoch war und ist Carola zu wenig. Sie will nicht nur Sängerinnen zum besseren Singen führen oder Schauspieler zur kräftigeren Stimme. Dass man etwas gut oder besser oder schlechter oder richtig oder falsch macht: Diese Gedanken lehnt sie ab. Sie will den Körper, das Atmen erforschen. Ihr Studio ist ein Raum der Wissenschaft.

Unten im Haus gehen die Schüler durch die Lobby, vorbei an den Briefkästen, zum Aufzug Richtung Achtsamkeit. Es gibt sechs Lifts in Rossleigh Court: zwei für Lieferanten, vier für Bewohner und Besucher. Oben biegen die Klienten nach links und betreten die Umkleiden, zwei kleine Kammern. Manche erinnern diese Kabinen an den Sportunterricht in der High

School. Sie legen einiges ab, ziehen relativ wenig an. In hellen Badeanzügen betreten die Frauen das Studio. Die Männer tragen Schwimmshorts. Carola sitzt auf der Fensterbank. Sie ist bereit, mit ihnen zu atmen.

Jeder atmet, aber wer denkt schon über das Atmen nach? Dichter tun das vielleicht, weil die Poesie so viel mit dem Luftholen zu tun hat. Jede Zeile eines Gedichts wird von der Länge eines Atemzugs beschränkt. Elizabeth Bishop, zehn Jahre jünger als Carola, hat eine Ode namens »O Breath« geschrieben. Sie sieht darin einer unbekleideten Frau beim Atmen zu. Sie betrachtet, wie sich die Härchen um die Brustwarzen ihrer Liebhaberin im Zuge der Atemluft bewegen. Vier Härchen sind es an der einen, fünf an der anderen Brust. Es ist ein kompliziertes Gedicht über den Wunsch, mehr zu wissen von der Anderen, nicht in sie hineinschauen zu können, sondern nur diese Bewegung zu sehen: das Wehen der Härchen. »O Breath« fließt nicht dahin. Es stockt. Verhakt sich. Die Asthmatikerin Elizabeth Bishop konzentriert sich auf die Schwierigkeiten des Atmens. Sie zeigt, wie sich Worte und Ideen formen, wenn das Luftholen nicht von allein kommt, sondern unregelmäßig ist, schmerzhaft, schwer.[10] Vielleicht machen sich nur solche Menschen Gedanken über das Atmen, die Probleme damit haben. Alle anderen nehmen es als selbstverständlich hin.

Nach der Ankunft in New York, 1940, hatte sich Carola gleich mit Charlotte zusammengeschlossen. Mit ihr war sie schon in Deutschland befreundet gewesen. Sie hatten so viele Gemeinsamkeiten: waren beide Gymnastiklehrerinnen, beide 1901 geboren, beide aus begüterten Familien. Und hatten beide fast alles verloren, durch die Emigration. Sie fühlten sich am stärksten von Elsa Gindler beeinflusst. In der Schule für harmonische

Gymnastik, Kurfürstenstraße, Berlin, hatte Gindler nicht auf Übungen, Wiederholung und Korrektur gesetzt, sondern auf die achtsame Erkundung des eigenen Körpers. Damit finde man, sagte Gindler, den Weg aus der Verkrampfung. Weil die Methode in den USA kaum bekannt war, versuchten Charlotte und Carola, in dieser Nische ihren Lebensunterhalt zu verdienen. Sie mieteten ein kleines Studio in der Nähe von Carnegie Hall. Carolas Name schien für Reklamezwecke nicht recht tauglich. Er klang, amerikanisch ausgesprochen, wie »Carola spuckt«. Also benannte sie sich um. Dann begannen Speads und Selver, für ihre Gymnastik zu werben.

Siebzigtausend deutschsprachige Flüchtlinge hatten zu Beginn der vierziger Jahre das Gleiche vor wie sie: irgendwie anzukommen in New York, irgendwie Geld zu verdienen. Der soziale Abstieg war der Normalfall. Es kursierte der Witz über den Dackel, der zu einem anderen Dackel sagt, in Europa sei er ein Bernhardiner gewesen.[11] Gerade ältere Flüchtlinge gingen an der Neuen Welt zugrunde. Bei Carolas Nachbarn in Washington Heights war es so, den Kissingers aus Fürth. Der Vater, schwer depressiv, war eigentlich nie in Amerika angekommen. Also schuftete seine Frau als Köchin und der Sohn Heinz, später Henry, Schulkamerad von Carolas Tochter, in einer Rasierpinselfabrik. Was aus einem solchen Flüchtlingsjungen wie Heinz/ Henry Kissinger einmal werden sollte, bei seinem starken deutschen Akzent: Niemand vermochte es zu sagen.

Carola und Charlotte konnten beide, immerhin, auf ihre abgeschlossene Ausbildung zur Gymnastiklehrerin verweisen. Aber dieses Diplom war ihnen viel und hier gar nichts wert. Die Hindernisse waren für sie, deutsche Fachfrauen in Körperarbeit, noch viel größer, weil deutsche Flüchtlinge auf Amerikaner gerade körperlich so seltsam wirkten. Man erkannte sie an ihrem schweren, steifen Schritt und ihrer Mimik. Den »German look«

nannte man dieses ernste, besorgte, fast paranoid wirkende Gesicht. Die New Yorker, so viel lockerer, wussten meist nicht, dass diese mürrischen Deutschen ihre Vermögen, ihre Karrieren verloren hatten, ihre engsten Verwandten nicht aus Europa herausbekamen und dass sie erst von Gerüchten, dann von immer verlässlicheren Nachrichten über Massenmorde gepeinigt wurden. Stattdessen sahen sie die absurden, anscheinend jahrhundertealten Mäntel der Flüchtlinge und wie verkrampft sich die Deutschen, wenn sie einen begrüßten, mit ausladender Geste den Hut abnahmen, sich in dieser verbeugungsfreien Großstadt reflexhaft verbeugten oder, schlimmer noch, die Absätze aneinanderknallten. Die Deutschen beherrschten keinen Smalltalk, hatten von Baseball keine Ahnung, gingen aber dennoch davon aus, alles über die Welt zu wissen. Dass sie zum Abschied zwanghaft Hände schütteln wollten, auch wenn das hier niemand machte.[12] Vielleicht war es kein überzeugendes Geschäftsmodell, als deutsches Duo den Amerikanern während des Weltkriegs Entspanntheit beizubringen.

Aber Speads & Selver gaben nicht auf. Sie übernahmen, weil es sein musste, den Stil der New Yorker. Eine Broschüre ließen sie drucken, die die wichtigsten Verkaufsargumente in Großbuchstaben setzte. Sie gaben an, dass »DIESE ARBEIT IN LANGEN JAHREN DER LEHRE AN UNIVERSITÄTEN, KRANKENHÄUSERN UND KUNSTSCHULEN« getestet worden sei. Dass sie entwickelt worden sei »IN ZUSAMMENARBEIT MIT EUROPAS BEDEUTENDSTEN SPEZIALISTEN«. Sie präsentierten Gindlers Achtsamkeits-Ansatz, der, wie sie genau wussten, keine Methode war, sich kaum zusammenfassen ließ, keine simplen Ergebnisse versprach, als eine »NEUE METHODE« und fassten zusammen: »DIE ERGEBNISSE SIND.« Sie versprachen zukünftigen amerikanischen Klienten mehr Vitalität, Effizienz und Elastizität. Sie gingen zu Ärzten, Psycho-

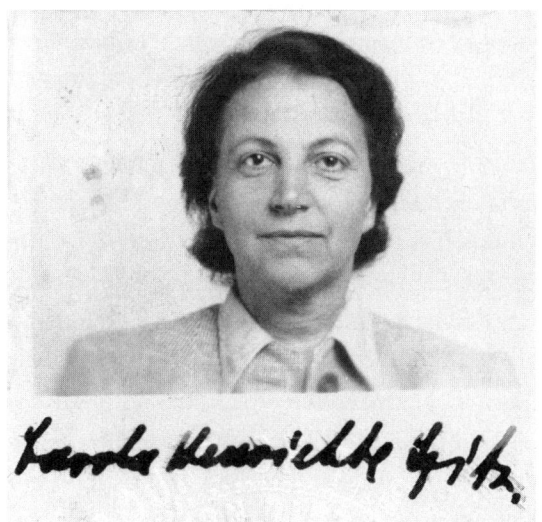

Amerikanerin seit 1946: Das Foto auf Carola Spitz'
Einbürgerungsurkunde.

analytikern, Orthopäden, hinterließen die Broschüren in deren Wartezimmern, hofften auf Erfolg. Aber der Markt für Menschen mit Elastizitätsproblemen war in den vierziger Jahren nicht sonderlich dynamisch, nicht einmal in New York.

Jetzt, im Kalenderjahr 1954, stimmt es zwischen Carola und ihrem Mann nicht. Otto arbeitet als Vertreter auf Provisionsbasis. Damit verdient er so gut wie nichts. Wenn sie ehrlich sind, ist er arbeitslos. Otto weiß nicht, was er sonst tun soll. Er ist 67 Jahre alt. Sie können es sich nicht leisten, dass er sich zur Ruhe setzt. Auch Carolas Studio könnte besser laufen. Aber Ottos amerikanische Geschäftsidee ist zweifellos gescheitert. Mit seinem Bruder Friedrich, genannt Fritz, hatte er eine Damenboutique gegründet. Sie hatten ihre beiden Namen zum Namen des Geschäfts gemacht und Fred für Fritz und O für Otto zu »Fredo« zusammengefügt. Bei Fredo verkauften sie Mäntel und Kostüme. Das Geschäft lag günstig und zentral, mitten im Schmattes District, dem Modeviertel von Manhattan. Doch es warf nicht genug Geld ab und wurde 1952 liquidiert.

In den fünfziger Jahren gilt es als fast schon spektakulär peinlich, wenn eine Familie von der arbeitenden Frau über Wasser gehalten wird. Für deutsche Flüchtlinge mögen andere Standards gelten. Bei den Kissingers ist der Vater schließlich auch untätig. Aber jedes andere Ehepaar würde zumindest den größten, schönsten, hellsten Raum der Wohnung als Wohnzimmer nutzen. Bei Carola und ihrem Mann befindet sich dort das Studio der Körperlichen Umerziehung. Das kleine, dunkle Esszimmer dient als Salon. Und dies auch nur so lange, wie sie die Miete noch bezahlen können. Das ist die Zwickmühle, in der Carola steckt: Die Schüler kommen auch deshalb zu ihr, weil das Studio so schön ist. Aber wenn nicht bald mehr Schüler kommen, wird das schöne Studio nicht mehr ihres sein.

Otto hängt zudem so an ihr. Er kann schlecht allein sein, braucht sie ständig, als Partnerin, Freundin, Zuhörerin. Sein Bruder verbringt viel Zeit im Eclair an der 72. Straße, wo sich die mitteleuropäischen Kellner auf Deutsch mit »Herr Doktor« anreden, vielleicht weil einige von ihnen tatsächlich in der Heimat promoviert wurden, vielleicht auch nur, weil das so schön nach Alter Welt klingt. Isaac Bashevis Singer ist Stammgast hier. Er bestellt stets das Thunfisch-Sandwich und ist der größte Autor jiddischer Sprache.[13] Ein ebenso vertrautes Gesicht im Eclair, Fritz/Fred Spitz, hat immerhin ein Leben jenseits von Frau und Familie. Er probiert es gerade auch noch einmal als Geschäftsmann, mit einer neuen Modeboutique. Otto dagegen scheint keine Pläne mehr zu haben. Carola beschreibt ihn als »konservativen Geist, dem alles Neue schwerfällt«. Sie bemerkt, dass ihn die Arbeitslosigkeit auffrisst. Er ist so schrecklich nervös.

Im Umkleideraum im zehnten Stock von 251 Central Park West steht ein roter Aschenbecher aus Emaille. Ein wunderschönes Objekt. Das findet zumindest eine Schülerin von Carola, die jahrelang an den Kursen teilnimmt und das Stück eines Tages mitgehen lassen wird.

Carolas Studio ist ein Unterrichtsraum für bewusstes Atmen. Aber es ist normal, dass hier vor den Sitzungen letzte Kippen ausgedrückt werden. In den frühen fünfziger Jahren zündet sich jeder Amerikaner 3500 Zigaretten pro Jahr an. Zwar sind einzelne Mediziner schon dem Zusammenhang zwischen Tabakkonsum und Lungenkrebs auf der Spur. Doch die Tatsache, dass so viele Menschen Zigaretten konsumieren, macht es schwierig, die gesundheitlichen Auswirkungen des Rauchens zu erfassen. Ein Fachmann sagt, das sei so, als wolle man eine Verbindung zwischen dem Sitzen und dem Krebs untersuchen.

Und der Zweite Weltkrieg hat das Rauchen noch einmal populärer gemacht. Es hat etwas Soldatisches, Modernes, dieses glühende Stäbchen zu halten, an ihm zu ziehen, zu in-, zu exhalieren und so selbst den heftigsten Stress zu kontrollieren. Die Zigarette kann alles. Das sagt die Werbung.[14]

Seltsamerweise wollen manche Menschen dennoch zu Nichtrauchern werden. Ihnen empfiehlt Carola die Arbeit mit Strohhalm oder Zigarettenspitze: eine leicht überarbeitete Variante des Kofler'schen Lungenfegers. Man atmet durch die Nase ein, hält die Luft kurz an, beginnt, wieder durch die Nase, auszuatmen, hält inne, steckt sich einen Strohhalm oder eine zigarettenlose Zigarettenspitze in den Mund, bläst nun durch die kleine Öffnung aus, eher locker, eher leicht, entfernt dann kurz vor Ende des Ausatmens noch einmal Strohhalm oder Zigarettenspitze und atmet schließlich den Rest Luft durch die Nase aus, wieder: nicht gewaltsam, ganz entspannt. Dann wiederholt man das Experiment mehrfach, atmet durch diesen unterbrochenen Exhalationsvorgang mehr Luft aus als gewöhnlich und deshalb auch mehr Luft ein, wird befriedigt von all diesem Sauerstoff und muss fortan nicht mehr rauchen.

Der Schönheitskolumnistin der *New York Times* hat Carola einiges zu verdanken. Martha Parker empfahl ihren Leserinnen während des Zweiten Weltkrieges die innovative zweiminütige Dauerwelle sowie staubabweisendes Make-up für in Waffenfabriken arbeitende Frauen. Dann löste sie das komplexe Problem, ob der Lippenstift vor dem Puder aufzutragen sei, wie von Elizabeth Arden empfohlen, oder, nach Helena Rubinsteins Prinzip, der Puder vor dem Lippenstift. (Parker deutete eine Synthese an, nach der Lippenstift wie Puder jeweils mehrfach und abwechselnd appliziert werden sollten.) Zu Weihnachten 1944 widmete Martha Parker eine gesamte *Times*-Kolumne einer bisher unbekannten Gymnastikform, die eine gewisse Carola Speads in die Stadt gebracht habe.

Speads, so Parker, lasse ihre Schüler selbst herausfinden, was gut für sie sei. Beuge dich nach unten, sage sie. Versuche, deine Knie zu berühren. Aber wenn das nicht geht, dann halte da an, wo du angehalten wirst, und dann frage dich: Was hält mich hier an? Bleibe in dieser Position. Bleibe einfach da – so lange, bis du weißt, was dich eigentlich daran hindert, ganz nach unten zu kommen.[15]

Nun sitzen die Frauen in den Badeanzügen und die Männer in den Badehosen auf dem Parkett. In ihrem Rücken ragt eine Bücherwand auf. Von rechts strömt das Licht durch die Fenster. Vorn sitzt die Dozentin im Schneidersitz. Es dauert nur ein paar Augenblicke, bis alle zur Ruhe kommen. Ihre Schülerinnen sehen etwas Geduldiges, Ätherisches in Carola. Ihre Ausstrahlung allein sorgt schon dafür, dass die Großstadthektik in diesen Raum nicht eindringt.

In die Stille fragt sie, wie es so geht. Was Probleme mache. Ob sich irgendetwas anders anfühle als letzte Woche. Ist etwas besser geworden? Schlechter? Es melden sich Einzelne. Rücken tun weh. Köpfe schmerzen. Ein Knie macht Probleme. Aber da sind auch die, die nichts plagt. Sie kommen, weil sie mehr über sich herausfinden möchten. Das sind Carolas Lieblingsschüler. Weil sie den wichtigsten Punkt verstanden haben: Je mehr der Mensch über seinen Körper weiß, sagt sie, desto besser wird es ihm gehen.

Die ersten Jahre in New York waren hart, aber für Charlotte waren sie noch härter. Carola hatte, selbst in den schwersten Zeiten, Otto, den damals halbwegs hoffnungsvollen Geschäftsmann, und ihre Tochter, die Schülerin Dorothea, die mit Näharbeiten zum Familieneinkommen beitrug. Charlotte hatte nur einen Ex-Mann, der sie in eine Lebenskrise gestürzt hatte. In Deutschland hatte Charlotte nie ohne Personal gelebt. In New York wurde sie selbst zur Hausdame. Sie arbeitete für die enorm reiche, bettlägerige Mrs. Rice am Riverside Drive, pflegte sie, leerte ihre Nachttöpfe. Sie legte ein Massagediplom ab, um für weitere High-Society-Frauen attraktiv zu sein. Die stadtbekannte Mrs. Schinasi stellte sie ein. Charlotte schlief in einem Zimmer mit ihr, weil Mrs. Schinasi manchmal nachts wach wurde und erst dann wieder einnicken konnte, wenn ihr die Millionenerbinnenfüße massiert wurden. Die gestresste Charlotte wurde krank, immer wieder, konnte ihre Stunden nicht geben, so dass Carola sich nicht nur um Charlotte kümmern musste, sondern auch um Charlottes Klienten, die nun doch, wenn auch nicht scharenweise, in das Studio an der Carnegie Hall kamen, um ihre Körper zu elastifizieren.

Obwohl Carola immer wieder für sie eingesprungen war, warf die wieder gesundete Charlotte ihr dann vor, sie konzentriere sich zu sehr auf ihre Familie, auf Otto, auf Dorothea. Damit ging es um die entscheidende Frage: wer von ihnen beiden die Achtsamkeitsarbeit ernster nehme. Für Charlotte stand fest, dass Carola ohne ihr, Charlottes, Eingreifen ihre Laufbahn überhaupt nicht weitergeführt hätte. War es denn nicht so, dass Otto in der ersten New Yorker Zeit Carola im Grunde hatte zwingen wollen, als Näherin für ihn, Fritz, Fredo, zu arbeiten und Pelzfutter in Damenmäntel zu nähen, statt Körperspüren zu unterrichten? Hatte denn nicht erst Charlotte sie vor diesem Leben als Schmattes-District-Hilfsarbeiterin bewahrt und davon überzeugt, dass sie bei all ihren Kenntnissen und Erfahrungen sich niemals auf so ein Leben einlassen dürfe? Mit solchen Fragen entfernten sich die Quasischwestern voneinander.

Stille im Studio. Carola schaut sich die Gruppe an. Wenn sie glaubt, dass die Leute Bewegung brauchen, dann bittet sie sie, aufzustehen, die Augen zu schließen und auf der Stelle zu gehen. Nach ein paar Minuten schlägt sie vor, wieder stehen zu bleiben. Dem Atem nachzuspüren. Wie hat er sich verändert zwischen dem Stehen und dem Gehen und dem erneuten Stehen? Man findet das heraus, indem man ganz ruhig wird und in sich hineinspürt. Nach einer gewissen Zeit kann man dann wieder die Beine bewegen. Dann wieder stehen bleiben. Luftholen. Ausatmen. Wieder fragen: Was hat sich verändert?

Sie bittet die Gruppe, herumzugehen, wieder mit geschlossenen Augen. Sie befinden sich in einem recht leeren Raum, in einem für New Yorker Verhältnisse äußerst großzügigen Wohnzimmer. Aber es ist eben doch nur ein Wohnzimmer. Also stoßen die Schülerinnen und Schüler beim Herumgehen immer wieder aneinander. Hier sind lauter New Yorker, die es gewohnt sind, auf engstem Raum ihren Mitmenschen auszuweichen. Excuse me, Sorry, kein Körperkontakt. New York City hat jetzt acht Millionen Einwohner. Dazu kommen jeden Tag drei Millionen Pendler: eine Großstadt, die über eine Großstadt hereinbricht. Alle fangen zur selben Zeit an zu arbeiten. Alle hören zur selben Zeit auf. Die U-Bahnen, Busse, Bürgersteige sind voller Menschen. Auch die Wohnung, in die man als einer der acht Millionen abends zurückkehrt, ist mit ziemlicher Sicherheit um einiges zu klein und die Nachbarn zu laut und zu nah.[16] Nun prallen auch im sonst friedlichen Studio New Yorker aufeinander und sind dazu noch spärlich bekleidet. Haut trifft auf Haut. Es ist in Ordnung, deshalb nervös zu lachen. Das stoppt Carola nicht. Aber sie will, dass die einzelnen Schüler bemerken, was mit ihren Körpern in dieser Situation vorgeht.

Die Gruppe setzt sich wieder. Wie fühlen sich jetzt die einzelnen Gliedmaßen an? Was hat sich mit dem Atem verändert? Sie lässt sie minutenlang stillsitzen. Lässt sie ihre Fragen beantworten. Hört zu. Jemandem ist warm geworden. Jemand hat sich erschreckt. Jemand spürt Anspannung in den Schultern. Sie fragt nach den Details der Empfindungen – weil sie will, dass sie immer auf das »wie« achten. Wie ist es, eine bestimmte Bewegung zu machen? Die Leute antworten. Oder denken schweigend nach. Sie sagt: Good. Keep working. Wenn jemand zu viel erzählt, das kommt vor, macht sie klar: Dies ist keine Diskussionsrunde. Hier wird gespürt.

Wenn Carola durch Manhattan läuft, findet sie die besten Argumente für ihre Arbeit. Sie schaut sich die angestrengten Gesichter an. So locker sind die New Yorker dann doch nicht. Starre Blicke sieht sie, Spannungsfalten zwischen den Augen, nach vorn gereckte Kinne. Sie bemerkt, dass die Leute viel zu oft den Atem anhalten oder zu flach atmen, weil sie gestresst sind. Da sie sich ständig beeilen, bleibt ihnen der Atem weg. Weil sie chronisch in Hektik sind, werden auch ihre Atemprobleme chronisch. Carola erkennt die gestörte Körperhaltung, wenn Leute Treppen heruntergehen. Dass sie sich fast panisch am Handlauf festhalten, weil sie sonst fallen würden. Wie sie den ganzen Körper drehen müssen, um einen Fuß eine Stufe weiter herunter zu manövrieren. Sie bemerkt, was für Angst es manchen Leuten macht, einfach nur aus dem Bus auszusteigen.

Sie hält Vorträge über dieses Thema. Dazu zeigt sie Fotos von sich bewegenden Kindern. Die tollen herum, ohne Ängste, ohne Hemmungen, halten den Körper gerade. Unsere Kindheit ist vorbei, aber dennoch, sagt Carola Speads, kann man das wieder erreichen. Man kann sich selbst neu erziehen und zu diesen ungestörten Bewegungen zurückfinden. Jeder kann das: Fabrikarbeiter, Künstler, Geschäftsleute, Tänzerinnen, Ärztinnen, Lehrer, Studentinnen, Großmütter. Man kann lernen, wie man als Verkäuferin stundenlang gelassen und schmerzfrei im Laden steht. Wie man als Sekretärin Schreibmaschine schreibt, ohne Schulter und Hals zu verspannen. Wie man als Pianistin Klavier übt ohne Krämpfe in den Handgelenken. Man kann am Ende eines langen Arbeitstags in der U-Bahn stehen, gequetscht und müde, den Körper verdreht, weil man sich irgendwo festhalten muss, und eigentlich möchte man schreien, weil alles so schrecklich ist, so eng, laut, stickig. Aber weil man die Körperliche Umerziehung der Carola Speads beherrscht, passiert einem genau das nicht. Stattdessen ruht man sich während der Fahrt aus. Man atmet bewusst. Man spürt in sich hinein. Die Wagen rattern. Die Bahn bremst, kriecht, rumpelt. Jemand stinkt. Jemand rempelt. Jemand niest. Und man steht auf seinem schwankenden Platz in der vollgepfropften Metallkiste und nimmt noch ganz bewusst ein paar höchst befriedigende Atemzüge, schlängelt sich dann zur Tür, steigt aus und ist völlig entspannt and ready, sagt Carola, for more.

Als die Beziehung zu Charlotte schwieriger wurde, spät im Jahr 1948, versuchte sich Carola an einem Nebenprojekt. Sie war überzeugt davon, dass bewusste Atemtechniken bei der Geburt helfen könnten. Kurse für schwangere Frauen anzubieten: Das war ihr neues Konzept. Ihre Tochter Dorothea, damals 25, stets verlässlich, frisch verheiratet, erstmals schwanger, legte sich mit dem Rücken auf eine Matte und platzierte die Beine auf einen Hocker. Die Kamera klickte. Nächste Pose. Dorothea setzte sich auf, lehnte den Oberkörper über den Schemel, breitete die Arme aus. Klick. Bestes Werbematerial.

Viel später, in den sechziger Jahren, werden die Atemübungen des französischen Gynäkologen Fernand Lamaze in den USA bekannt werden. Er hat seine therapeutischen Ideen, das erscheint nicht gerade viel versprechend, in der Sowjetunion der

Stalin-Ära gesammelt. Aber in ganz Amerika werden schwangere Lamaze-Schülerinnen zur Geburtsvorbereitung rhythmisch-sowjetisch-französisch atmen. Mit ihren teils hoch motivierten Partnern werden sie Kurse besuchen und das lokomotivenhafte »Choo-choo«-Luftholen und die zischende »Sss-sss«-Atmung trainieren und auch die Technik des »Huff and puff« und die des »Slump and blow«.[17] *Thank You, Dr. Lamaze* wird ein Bestseller jener Jahre heißen, nicht *Thank You, Mrs. Speads*. Zu weit ist Carola ihrer Zeit voraus.

Sie bittet die Schüler, sich auf den Bauch zu legen. Die Augen schließen sollen sie, für ihr Einschlafexperiment. Man hebt ein Bein an. Das linke. Lässt dann die Schwerkraft arbeiten und legt es wieder ganz langsam auf dem Boden ab. Dann wartet man. Atmet. Man sollte nicht vergessen, das ist Carola wichtig, dass Atmen nicht nur Ein- und Ausatmen heißt. Es gibt da auch noch diese Pause, die zwischen dem In- und dem Exhalieren. Man hebt das Bein wieder an, wieder das linke, und legt es wieder schwer ab. Wartet. Atmet aus. Pausiert. Atmet ein. Man hebt erneut das linke Bein an. Nicht das rechte. Das linke. Man wechselt nie das Bein. Noch einmal. Noch einmal. Irgendwann passiert es. Der ganze Körper entspannt sich. Weil er ja nur an dem einen Bein arbeitet und an nichts anderem.

Die Klienten, die das Experiment wirklich erfolgreich durchführen, übermannt es mitten im Studio. Sie liegen auf den Matten und schnarchen. Es kommt vor, dass ein eifriger neuer Schüler sich kümmern und die Schläfer wecken will. Nein, sagt Carola. Sie brauchen das gerade. Es ist völlig in Ordnung, bei ihr einzuschlafen. So war es auch damals, bei Elsa Gindler in Berlin, auf dem grauen Teppichboden in der Kurfürstenstraße. »War's schön?«, fragte Frau Gindler, wenn man wieder aufgewacht war.

Carola liest »Dr. Schultz«. So nennt sie ihn in Briefen. Er hat in den dreißiger Jahren das Autogene Training entwickelt.[18] Wenn man Dr. Schultz folgt, sagt man zu sich selbst: »Der rechte Arm ist ganz schwer« oder »Atmung ganz ruhig« oder »Stirn ein wenig kühl«. So findet man Frieden und schläft ein.[19] Für Carola zielt diese Methode an dem vorbei, worum es wirklich geht. Nicht Hypnose ist das Ziel, sondern Forschung.

Johannes Heinrich Schultz ist nach 1933 nicht emigriert, sondern hat sich im Dritten Reich für die verpflichtende Sterilisation von psychisch Kranken eingesetzt. Er hat Diagnoseformen entwickelt, die die Massenermordungen in den Euthanasie-Programmen der Nationalsozialisten möglich machten. In einem öffentlichen Vortrag hat der Freund des ruhigen Atmens die Hoffnung geäußert, durch möglichst zahlreiche Tötungen von Patienten die »Irrenhäuser zu leeren«. Er hat über Homosexualität als »Krüppelform der Persönlichkeitsentwicklung« geschrieben und demütigende Experimente mit Homosexuellen durchgeführt. Die Männer wurden unter Aufsicht zum Geschlechtsverkehr mit Prostituierten gezwungen. Je nach Ergebnis wurden sie in Konzentrationslager oder, als vermeintlich »kurierte« Ex-Homosexuelle, an die Front geschickt.[20]

Dr. Schultz ist nun ein renommierter Psychiater in der neuen Bundesrepublik und Ehrenmitglied der Deutschen Gesellschaft für Psychoanalyse. Sein Lehrbuch *Das Autogene Training* erscheint in immer neuen Auflagen und will jede neue Lesergeneration mit der Versicherung beruhigen, dass eine Auseinandersetzung mit indischen Yogapraktiken »nicht widernatürliche Völkervertauschung« bedeute.[21]

Auf der Freiheitsstatue im Hafen von Manhattan befindet sich, unten am Sockel, seit 1903 eine Bronzetafel mit einem Gedicht der Lyrikerin Emma Lazarus. Es beschreibt die Statue als »Mutter der Exilanten«, die mit »milden Augen« auf die Flüchtlinge schaut und sie mit ihrer emporgereckten Fackel willkommen heißt. Insbesondere arme und müde Migrantenmassen lädt sie nach Amerika ein: »Give me your tired, your poor / Your huddled masses yearning to breathe free.«[22] Das sagt die Statue.

Aber so einfach ist das freie Atmen nicht. Da war dieser Dienstag im Oktober 1948, in Donora, Pennsylvania, an dem eine Wolke über dem Tal stand und nicht wieder davonflog. Wie immer bliesen die Zinkwerke von Donora ihre Abgase in die Luft. Aber weil die Wolke blieb, wo sie war, zog der Rauch nicht ab. Nach fünf Tagen erst schwand der Nebel, und es stellte sich heraus: Donoras Atemluft hatte zwanzig Menschen umgebracht und Tausende schwer erkranken lassen. In London ging es im Dezember 1952 viel schlimmer zu. Dort starben Tausende im schlimmsten Smog, den die britische Hauptstadt je gekannt hatte.[23]

In New York, am offenen Meer, kann so etwas nicht passieren. Es geschieht dann doch, im November 1953, als Wolken auch hier die sonst stets davonwehenden Abgase in der Stadt festhalten. Manche Experten meinen, das sei Smog, wie in London. Andere sagen, es würde sich eher um Smaze oder Smoze handeln, »smoke« gemischt mit »haze«, nicht »smoke« kombiniert mit »fog«, wie bei Smog. Wieder andere nennen das Phänomen Smag, was »smoke«, »haze« und »fog« verbindet.

Smog, Smaze, Smoze oder Smag erfasst New York, und lässt die Stadt nicht los. Die Wolkenkratzer verschwinden darin, die Brücken, der Park. Man kann die stickige Luft nicht einatmen. Aber man kann sie auch nicht nicht einatmen. Also brennen die Augen, schmerzt der Rachen. Husten rattert. Kopfschmerzen dröhnen. Asthma bricht aus. New Yorker rufen in Kaufhäusern an und fragen nach Gasmasken. Die sind nicht vorhanden. Sie melden sich bei der Feuerwehr, die etwas tun soll.

Sie kann nichts tun. Die Stadt ist nur auf Atombombenangriffe vorbereitet, nicht auf schlechte Luft. Die *New York Times* empfiehlt ihren Lesern, dankbar zu sein, dass sie nicht in Donora, Pennsylvania, leben. Aber auch im New Yorker Smaze – der Begriff, da ist man sich sicher, wird sich durchsetzen – sind Dutzende von Menschen gestorben.[24]

Nachdem sie mehr als zehn Jahre lang zusammengearbeitet hatten, zu Beginn der fünfziger Jahre, warf Charlotte Carola vor, sich nur auf den Körper ihrer Klienten zu konzentrieren. Auf ihren Rücken, den Hals, ihre Augen, ihr Atmen. Was denn mit dem ganzen Menschen sei, fragte Charlotte. Warum sie den Geist ignoriere? Später, als sie geschiedene Leute waren, sollte Charlotte von Carola erzählen, dass diese auf ihre Frage nur mit einer einzigen Geste geantwortet habe. Sie habe Daumen und Zeigefinger aneinandergerieben. Mit dem Körper lasse sich eben Geld verdienen. Das sei Carolas Denke gewesen.

Sie lösten das gemeinsame Studio auf und wurden Konkurrentinnen auf dem Achtsamkeitsmarkt. Sie sind es jetzt, 1954, noch immer. Aber Charlotte, nicht Carola, unterrichtet nun an der New School for Social Research – dort, wo die herausragenden emigrierten Intellektuellen lehren. Der Philosoph Erich Fromm, Charlottes Klient, hat ihr den Job vermittelt. Welche Gefühle Charlottes Karrieresprung in Carola auslöst: Es lässt sich erahnen. Auch Carola hat schließlich in Berlin stets im Wohlstand gelebt und kann in diesem Jahr keine Weihnachtsgeschenke kaufen, weil sie sich in New York noch immer nicht durchgesetzt hat. Ausgerechnet Charlotte hat es hier geschafft, die so viel weniger damenhaft ist und so viel weniger kosmopolitisch. Die Englisch mit schroffstem Akzent spricht, weil sie schwerhörig ist, schon seit Jahrzehnten. Und die nun nichts mehr von Carola wissen will.

Carola schreibt in einem Brief nach Berlin, an Elsa Gind-ler, wie ungerecht behandelt sie sich fühlt. Wie sie sich um Charlotte gekümmert habe, als diese nach ihrer Scheidung dem Selbstmord so nah gewesen sei. Dass sie Charlotte erlaubt habe, im Studio zu wohnen, obwohl dort, so hatten sie es abge-macht, nur gearbeitet werden sollte. Dass sie Charlotte nach einer Operation bei sich zu Hause aufgenommen habe. Kurze Zeit später habe Charlotte »einen Ausbruch von ungeheurer Eifersucht« auf ihre Arbeit und »einen abgrundtiefen Hass« auf sie gezeigt. Dass Otto Charlotte wie eine Schwägerin be-handelt habe. Dass sich andererseits Charlotte kaum je Zeit für sie privat genommen, sondern stets mit anderen Menschen ihre Freizeit verbracht habe, Menschen, die dann in Notfällen nie für sie da gewesen seien, so dass sich schließlich doch Ca-rola und Otto um Charlotte gekümmert hätten. Charlotte sei »fanatisch« geworden. Von »Pathologie« spricht Carola. Und darunter wolle sie nicht mehr leiden.

Jetzt sind die Strohhalme im Einsatz. Sie klemmen zwischen den Lippen. Carolas Klienten atmen durch die Nase ein und durch den Strohhalm aus. Sie sollen das erst einmal zehn Mi-nuten lang machen und dann noch einmal zehn Minuten län-ger. Für Anfänger sind diese zwanzig Minuten eine sehr, sehr lange Zeit. Man denkt an dies, an das. Der Magen gluckert. Ein Bein ertaubt. Die Zeit steht still und der Rücken ziept. All das gehört dazu.

Vor den Atmenden sitzt Carola. Man sieht: Dies ist eine Frau, die sich vollständig einlassen kann. Sie quetscht sich nicht mor-gens und abends in die U-Bahn. Sie verbringt, so könnte man meinen, den ganzen achtsamen Tag in Brisen aus dem Park.

Sie muss als Modell für inneren Frieden dienen. Nur so kann sie Schüler gewinnen, die Entspannung suchen. Aber sie fühlt

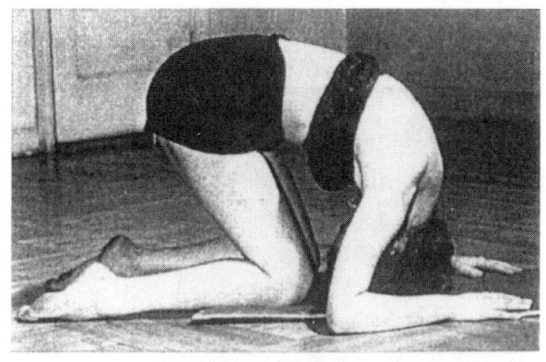

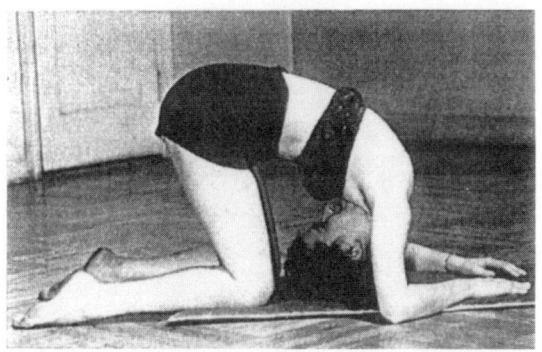

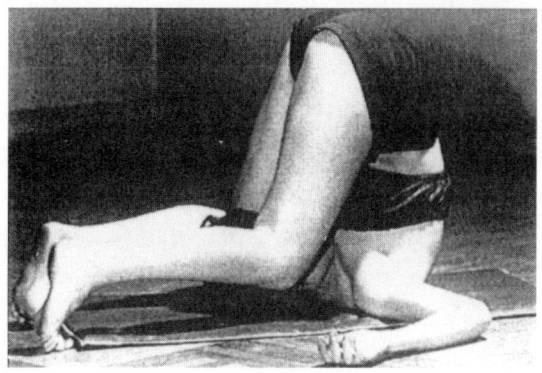

Im Studio der Körperlichen Umerziehung,
251 Central Park West.
Fotografiert von Carola Speads.

sich überhaupt nicht entspannt. Dafür sorgen nicht nur die Knorpelzwischenscheibe, die finanziellen Probleme, der Charlotte-Ärger. Nicht nur die Düsternis ihrer Familiengeschichte. Sie macht sich Gedanken um Dorothea, die Nierenprobleme hat und gegen alle möglichen Medikamente allergisch ist, die neulich deshalb fast erstickt wäre und gerade noch von einer Cortisonspritze gerettet wurde. Zehn Tage lang war Thea im Krankenhaus. Sie, Carola, musste sich um die Enkelkinder kümmern und das in der hektischsten Zeit des Jahres, voll mit Kursen und Vorträgen. Außerdem meint sie, sie sei zu dick.

Sie unterrichtet andere Leute darin, wie sie Ruhe finden sollen. Und sie selbst? »Ich arbeite ohne jede Unterbrechung«, schreibt sie an Elsa Gindler, »entweder Stunden oder Haushalt oder Schreibtisch oder Vorträge«. Sie fühlt sich ständig müde: die Wechseljahre. Ihre Regel bleibt nun immer länger aus, und das schlägt auf ihr Wohlbefinden. Sie muss vor Masseuren einen Vortrag über Entspannung halten und einen ähnlichen vor einer Gruppe von Psychoanalytikern und ein Referat über inneres Gleichgewicht vor einer jüdischen Organisation. Sie schaut sich die in sich selbst Hineinspürenden an, sitzt in der Stille und hat ständig im Kopf, was sie noch erledigen muss. Dass sie noch mehr Schüler braucht, mehr Honorare, um in dieser Stadt zu überleben. Inneres Gleichgewicht: ein schönes Konzept. Sie schreibt an Elsa Gindler, dass sie manchmal »nervlich am Ende« sei und all das »nicht mehr aushalten könne«. Sie verfolgt mit Unruhe die Welle von Antisemitismus, die die Sowjetunion erfasst hat. Carola sagt, sie habe das Gefühl, »dass wir erst am Anfang allen Grauens stehen, u. dass es erst richtig kommen wird«.

Nach zehn Minuten Strohhalmatmung fragt sie die Gruppe, wie sich das angefühlt habe. Manche Atmer antworten. Manche schweigen. Sie sagt mit ihrer entspannten, entspannenden Stimme: Good. Keep working.

Elsa Gindler mischt sich nicht in die Konflikte zwischen Carola und Charlotte ein. Carola schreibt ihr von »Charlottes bösem Geist«. Gindler kommentiert das nicht. Carola bittet um eine Bestätigung, dass sie damals in Berlin die Assistentin Gindlers gewesen sei und die Lehrerin immer wieder vertreten habe. Gindler weist freundlich darauf hin, dass das auch andere getan hätten. Carola erklärt, dass es »in einem so propagandasüchtigen Lande« wie den USA nun einmal darauf ankäme, jemandes persönlicher Assistent gewesen zu sein. Aber auch das nützt nichts.

Dabei stand sie Gindler so viel näher als Charlotte. Die habe ja sogar, sagt Carola, immer »kokettiert« damit, dass sie vor 1933 lediglich zwei Gindler-Kurse besucht und »nur wenig verstanden hätte«. Aber dann ist die so erfolgreiche Achtsamkeitslehrerin Charlotte 1952 nach Deutschland gefahren, etwas, was sich Carola weder leisten konnte noch leisten kann, hat an ihrem insgesamt dritten Gindler-Kurs teilgenommen, ist zurückgekommen und hat sich danach, so nimmt Carola es wahr, als die einzig wahre Gindler-Lehrerin aufgespielt. Charlotte habe behauptet, nun den direkten Zugang zu haben und dass das, was sie, Carola, mache, »alles altmodisch« sei und dass sie, Charlotte, »das wahre u. neue Heil von drüben mitgebracht« habe. Carola schreibt lange, liebevolle Luftpostbriefe an ihre Lehrerin, vielleicht in der Hoffnung, dass Gindler sich endlich entscheiden möge zwischen ihnen beiden. Gindler hält sich zurück.

Die Unterrichtszeit ist vorbei. Wenn es so geht wie meistens, dann rufen ein paar Schülerinnen »Schon?« und schauen auf eine lächelnde Carola, die sie für ihre Arbeit lobt. Es versteht sich aber von selbst, auch für begeisterte Klienten, dass die Stunde dann wirklich beendet ist. Man verwickelt Carola nicht noch in ein Gespräch. Wenn jemand geweint hat im Kurs, das kommt schon vor, dann geht Carola noch kurz zu der Person herüber und fragt, ob sie professionelle Hilfe habe oder nicht vielleicht suchen wolle. Aber mehr kann man von ihr nicht erwarten.

Also stehen die Speads-Schüler von ihren Matten auf, räumen sie in die Ecken, ziehen sich in die Umkleiden zurück. Manche schauen auf dem Weg zu den Kammern in die Küche, die auf sie kalt wirkt und leer. Unten treten sie an die Luft, sehen Central Park West, die Autos, die Taxen, dahinter die Felsen, die Bäume. Sie laufen zur U-Bahn, zur Arbeit, zurück nach Hause, und wenn es ihnen geht wie vielen von Carolas Schülerinnen, wenn es funktioniert hat für sie, die Strohhalmübung etwa, dann fühlen sie sich beschwingt. Es kommt ihnen vor, als würden sie nun freier atmen, mehr Luft bekommen. Als wären ihre Körper besser eingestellt auf die hektische Stadt.

Wenn es dieser eine bestimmte Tag ist, spät im Jahr 1954, dann sind sie in der zehnten Etage zudem Zeugen einer Wunderheilung geworden. Von nun an wird ihre Lehrerin wieder auf dem Bauch schlafen können, wieder schmerzfrei den Kopf nach rechts drehen können und nach links. Carola hatte während der Stunde den rechten Arm gehoben, ihn an der Wand ruhen lassen, um der Gruppe etwas zum Arm als solchem zu erklären. Jemand hatte sie etwas von links gefragt und da, Arm hoch, Kopf nach links, hatte es plötzlich »schnapp« gemacht, so hatte es sich zumindest für sie angefühlt, »schnapp« im Winkel zwischen Schulter und Hals, und plötzlich war er weg, einfach weg, der jahrelange Knorpelzwischenscheibenschmerz. Im Studio der Körperlichen Umerziehung hat sich ihr Hals selbst geheilt. Aber auch das ändert nichts daran, dass sie sich die Miete für den Parkblick nicht leisten kann.

2. Wandervogel

Am 4. März des Jahres 1911 hält Carola Joseph schriftlich fest, dass sie neuneinhalb Jahre alt ist und seit Donnerstag erkrankt. Ihre Mutter kümmert sich um sie. Ihr Vater hat ihr eine Schleife geschenkt. Tante Bernhardine hat ihr einen Brief geschrieben. Carola notiert in ihr Tagebuch, dass sie, wenn sie nicht krank ist, sehr fleißig Klavier übt. Am 5. März kommt der Vater in ihr Zimmer und erzählt ihr von Gänse- und Kalbsbraten. Beides gab es gestern bei der Abendgesellschaft der Eltern.

Carola ist ein Kind, dessen Körper sich ihm regelmäßig in den Weg stellt. Mit vier Jahren ist sie an den Drüsen operiert worden. Dabei hat der Arzt versehentlich einen Nerv durchtrennt. Deshalb muss sie immer wieder orthopädisch turnen und fühlt sich anders als die anderen Kinder. Aber in ihrem Tagebuch merkt man nicht viel davon.

Am 7. März notiert sie, dass ihr die Mutter um zehn Uhr morgens ein Kaviarbrötchen gebracht habe. Carola isst, legt sich hin, schläft eine halbe Stunde. Hat nach dem Aufwachen »natürlich wieder Hunger«. Am 8. März schreibt sie auf, dass sie nun jeden Tag zum zweiten Frühstück Kaviar bekomme und ebenso zum Abendessen. Tagsüber liegt sie im Sessel, sagt sie, »denn er geht unten rauszuziehen und dann schläft sich's gut drauf«. Sie hat die Diphtherie. Abends darf sie nicht auf den Sessel. Sie muss ins Bett.

Das diphtheriekranke Kind hat glühend heiße Gliedmaßen, ein gerötetes Gesicht und ständige Atemnot. Sein Husten klingt wie Hundegebell. Ein rostfarbener Belag breitet sich im Rachen aus und in den Bronchien. Die Hustenanfälle brechen immer wieder aus. Krämpfe erschüttern den Brustkorb, lassen die Augäpfel hervortreten. Immer kürzer wird der Atem, immer trockener. Irgendwann hört man nur noch ein Pfeifen aus dem Kehlkopf. Allein im Jahr 1892 kostet die Krankheit 50 000 preußischen Kindern das Leben. Jedes zweite erkrankte Kind stirbt. Der Luftröhrenschnitt scheint die einzig wirksame Methode und rettet doch längst nicht alle. »Mittags wurden sie tracheotomiert«, sagt ein Arzt in Leipzig, »und abends waren sie tot.« Die Diphtherie gilt als »Würgeengel der Kinder«, bis Berliner Ärzte ein Serum entwickeln. Einen Hammel, gehalten im Bogen 278 der Berliner Stadtbahn, infizieren die Mediziner mit zehn Millilitern des Diphtherie-Erregers. Er geht daran ein und liefert das Blut, aus dem das Serum gewonnen werden kann. Am Weihnachtsabend des Jahres 1891 erhält das erste Kind die lebensrettende Spritze. Das sagt die Legende.[25]

Der Vater schickt Carola eine Karte aus dem Residenz-Hotel in Posen. Er besitzt die Berlin-Lichtenberger Melassefutter-Fabrik. Die Mutter schenkt ihr eine Sonderausgabe der Zeitschrift *Jugendgarten*. Das Dienstmädchen bringt ihr bei, wie man aus Papier Vögel faltet. Carola stellt 112 Krähen her. Am 20. März ist die Krankheit offiziell überstanden, und der Vater ist wieder daheim. Nachmittags fährt die ganze Familie, Vater, Mutter, Carola und ihr Bruder Heinz, von der Wohnung an der Sächsischen Straße in Wilmersdorf zum Königsplatz in Berlin-Mitte, trinkt dort Kaffee und läuft zurück. Alle 112 Krähen werden zu Desinfektionszwecken verbrannt. Am Tag danach beginnt Carola damit, neue Vögel zu falten.

Dann ist sie sechzehn. Sie ist Schülerin des Städtischen Lyzeums Charlottenburg-Westend und hat eine Mathematiklehrerin, die sie begeistert. Grete Lubowski ist nur sechs Jahre älter als ihre Schülerinnen. Sie dürfen sie duzen, wenn auch nicht vor den anderen Lehrern. Grete ist noch Studentin und daher ist ihre Zeit in Carolas Mathematikunterricht bald wieder vorbei. Ein Frl. Dr. von Kühne übernimmt und löst keinen Enthusiasmus aus.

»Grete ist ein prächtiger Mensch«, schreibt Carola am 15. April 1918 in ihr Tagebuch. Sie hat es nicht geschafft, Grete ihr Poesiealbum zu geben. Daher lädt Frl. Lubowski die ehemalige Schülerin zu sich ein. Drei Stunden lang plaudern sie miteinander. Für Carola kommt dabei heraus, dass Grete ein »grader, ehrlicher, kluger Mensch mit Humor ist«. Grete berichtet Carola von ihrem Studienjahr in Heidelberg und von einer »Affaire, die sie mit einem Frl. von Probst in der Schule der Nürnbergerstrasse gehabt hatte«. Die beiden plaudern so lange, dass sie gar nicht dazu kommen, sich mit dem Poesiealbum zu beschäftigen. Grete hat das Prinzip, sagt Carola, »alles ehrlich auszusprechen«. Besonders großartig: Grete erwägt, zu Pfingsten mit ihnen wandern zu gehen, mit ihr, Carola, ihrer Freundin Vesta Grote und anderen Klassenkameradinnen.

Carola kann in ihrem Tagebuch mit hoher Genauigkeit beschreiben, wie es sich anfühlt, auf einer Waldwiese Rast zu machen und die Augen geschlossen zu halten, in der prallen Sonne. Wie es ausschaut, wenn leuchtend weiße Kirschblüten auf dunklem Wasser treiben und man die Silhouette Strausbergs im Hintergrund sieht. Aber auch, wie viel Spaß es macht, im Zug vom Wandern zurückzukommen und sich kurz vor Berlin »faule Witze« zu erzählen.

Auf Pfingsten kann sie sich freuen. Der prächtige Mensch hat zugesagt. Sie werden ihr Standquartier in Gatow aufschlagen, südlich von Spandau, direkt an der Havel. Sie werden drei Tage miteinander verbringen. Noch ist das für sie eine herrliche Vorstellung: drei Tage mit Grete Lubowski.

Die deutsche Jugend wandert nun, im frühen 20. Jahrhundert, insgesamt ziemlich gern. Sie zieht durch den Harz, den Böhmerwald, das Berliner Umland. Sie sucht und findet Pfade, sitzt am Lagerfeuer, übernachtet in Scheunen, schreibt Gedichte über die Natur. Nach der Rückkehr erzählt man einander Wanderabenteuer. Zehntausende Jugendliche werden organisierte »Wandervögel«. Sie fühlen sich in erster Linie jung und frei, bleiben aber der konservativen Bürgerlichkeit verbunden. Zur Welt der Arbeiterjugend gehen sie auf Distanz. Sie betonen, wie »rein« und patriotisch das Wandern sei.[26]

Die Zufußgeher sind Teil einer großen gesellschaftlichen Strömung, die man später als Lebensreformbewegung etikettieren wird. Lebensreformer wollen die Natur entdecken: die »Natur um uns« und die »Natur in uns«. Zur »Natur um uns« kann man die Eisenbahn nehmen, an einer Station seiner Wahl aussteigen und loswandern. Der Weg zur »Natur in uns« ist kürzer, aber komplizierter. Er führt in den eigenen, bewusst erlebten Körper: zum Sich-Spüren, zum reflektierten Atmen.

Um sich herum sehen die Lebensreformer Menschen, »deren Leib das traurigste Gefängnis der Seele« ist. Die neu gewachsenen Großstädte halten sie für »Steinhaufen«, die die Massen unglücklich machen, einsam, krank und nervös. Lebensreformer wollen einen neuen, befreiten, glücklicheren Menschentyp schaffen. Also werben sie für den Ausdruckstanz und für Yoga, für Runengymnastik (yogaähnlich, von »Germanen« auszuüben, orientiert an »Thor, Wotan, Krischna, Christus«, Leitfiguren »aus arischem Blut«), für Freikörperkultur (als »vernünftige Leibeszucht« im »Lichtluftsportbad« zu Hause), für Bodybuilding, Vegetarismus. Oder für die Atem- und Ernährungskurse der Mazdaznan-Bewegung, begründet, so heißt es, sieben Jahrtausende zuvor im tibetanischen Hochland, nun angeführt von Dr. Otoman Zar-Adusht Ha'nish, als Otto Hanisch in Westpreußen geboren, aber mit exotisch neuem Namen und als, wie er behauptet, persischer Prinzessinnensohn hervorragend geeignet, die durch »Rassenvermischung« degenerierte Menschheit vor dem Niedergang zu retten. Mazdaznan-Unterwäsche und Mazdaznan-Darmbadeapparate kann man in einem Versandhaus diesseits von Tibet bestellen. Der Neue Mensch, das sagt nicht nur Otto/Otoman Hanisch/Ha'nish, soll rein sein.[27]

Das Wandern erscheint im Vergleich als relativ konventionelle Variante der Lebensreform. Aber zu Fuß durch die Natur ziehende Mädchen sind ein Problem, zumindest für einige Männer. Dass es »auch Wandervögelinnen« geben sollte, wirkt auf einen unfeministischen Alt-Wandervogel wie »die übliche Suffragettenlogik«. Sie gehe von der absurden Annahme aus, dass »der Unterschied zwischen Mann und Frau« in absehbarer Zeit »geringer« werden könnte.[28]

Junge Frauen wandern dennoch. Es ist eine Provokation, dass sie keine Handschuhe tragen, wenn sie losziehen in die Natur. Sie lassen ihre Handtasche zu Hause und schnallen sich Rucksäcke um, führen weder Regen- noch Sonnenschirmchen mit sich und tragen lockere Kleider, kein Korsett. Sie wollen ihr Leben öffnen, erweitern. Sie wollen nicht nur in der Familie existieren, nicht nur in der Schule, sondern sich durch die Welt bewegen. Wandervögelinnen und -vögel werden bald zusammen durch Wälder und Wiesen ziehen, aber erst einmal gibt es seit 1905 den Bund der Wanderschwestern. Seine Gründerin will keine »einseitigen« Frauen, »die sich im Leben nicht zurechtfinden«. Sie sollen »Frohsinn in frischer Luft« erleben.[29]

Für Carola ist der Frohsinn nicht garantiert. Sie wandern mit Grete, vom 21. bis zum 23. Mai 1918, es ist alles recht gemütlich, der Weltkrieg scheint die Idylle von Gatow nicht zu stören,

aber »Grete«, schreibt Carola, »sprach kein Mal mit mir, trotz-
dem sie mit mir schlief«. Der prächtige Mensch interessiert sich
für jemand anderen. »Für sie war nur Vesta da«, notiert Carola.
Auch Vesta selbst fällt das auf und sie erklärt Carola nach der
Rückkehr aus Gatow, wie schön das zwar für sie, Vesta, gewesen
sei, aber wie ungerecht für Carola. Vesta ist ein »Augenblicks-
mensch«. Sie ist jemand, der fast ohnmächtig wird vor Glück,
oder zumindest so tut, als ob. Aber sie hat auch reichlich Gelegenheit dazu, das Bewusstsein zu verlieren. Vesta bekommt
so oft Blumen geschenkt, dass sich Carola in ihrem Tagebuch
fragt, warum ihr, Carola Joseph, das eigentlich nie passiert.
»Ich bin doch so glücklich«, sagt Vesta über die Zuneigung,
die Grete Lubowski ihr entgegenbringt, »ich brauche doch das
alles nicht«. Dann küssen sich Vesta und Carola. Aber das löst
nichts auf, und dann verfasst Carola einen anklagenden Brief
an Grete Lubowski, den sie zwar in verschiedenen Versionen
vorformuliert, den sie aber auch in seiner endgültigen Form
nicht hätte abschicken sollen. Zumindest schreibt ihr das die
Lehramtsstudentin Grete in ihrer Antwort. All diese Ereignisse
hinterlassen Spuren großer Enttäuschung in Carolas Tagebuch.

Die Schülerinnen reden über die Zukunft. Vesta will die
Schule verlassen, will auf eine Missionarsschule, anschließend
nach »Deutsch Südwest« und dort, in Afrika, heiraten. »Dann
muss man eben heiraten«, sagt Vesta. Carola notiert es sich.

Es scheint nur teilweise so gekommen zu sein. Deutschland
verliert 1919 seine Kolonien. Vesta aber wird einen Zoologen
ehelichen und, da dieser jung bei der Wildschweinjagd stirbt,
bald darauf, man muss eben heiraten, einen weiteren Zoologen
zum Gatten nehmen, einen renommierten Vogelkundler, der
1960 mit dem Vaterländischen Verdienstorden der Deutschen
Demokratischen Republik ausgezeichnet werden wird.[30] Grete Lubowski wird ihr Lehramtsstudium abschließen und den

Kaufmann Walter Draeger heiraten und als Studienrätin an der Sophien-Schule in Berlin unterrichten. Sie wird zahlreiche weitere Schülerinnen begeistern, bis sie 1933, weil sie Jüdin ist, aus dem Schuldienst entlassen wird. Walter Draeger nimmt 1934 die von den neuen Machthabern eingeführte Option wahr, sich als »arischer« Deutscher aus »rassischen Gründen« von seiner jüdischen Ehefrau scheiden zu lassen. Grete Lubowski arbeitet dann für eine christlich-jüdische Hilfsorganisation und widmet sich nebenher der Bildhauerei. Sie unterrichtet an einer Schule für jüdische Kinder, wird aber zur Zwangsarbeit bei Siemens & Halske eingeteilt. 1942 taucht sie unter, um nicht deportiert zu werden. Ende Juli 1944 wird sie entdeckt, wohl aufgrund einer Denunziation. Am 10. August 1944 wird sie in einen Transport nach Auschwitz gezwungen. Dort wird sie ermordet.[31]

Der Krieg ist vorbei. Carola diskutiert ihre Zukunft mit ihren Eltern. Ihre Mutter unterstützt sie – bis zu einem gewissen Punkt. Sie war dafür, dass Carola aufs Gymnasium geht. Dass sie studiert? Auch damit ist sie einverstanden. Paula Joseph kommt aus der Generation von Frauen, die ein Korsett anzogen, weil alle Korsetts trugen, die das dazugehörige Band an den nächsten Türgriff knoteten und die zum Engerziehen so weit von der Tür weggingen, bis das Korsett so eng wie möglich saß, auch wenn sie dies vor Atemnot fast in Ohnmacht fallen ließ. Sie meint, dass Carola ein freieres Leben führen solle. Doch bei der Berufswahl, die ihrer Tochter vorschwebt, hört die mütterliche Toleranz auf.

Alles hatte bei den Wandervögeln angefangen. Carolas Gruppenleiter dort hatten Stunden genommen: Stunden in etwas irgendwie Wichtigem, Neuem, Erfüllendem. Sie hatten ein großes Geheimnis daraus gemacht. Also hatten Unter-Wandervögel wie Carola bei den Ober-Wandervögeln immer wieder nachgebohrt, nicht lockergelassen und endlich doch erfahren, worum es bei all diesen mysteriösen Stunden ging: um Gymnastik. Bei Frau Anna Herrmann. Dann machten auch sie einen Termin bei Frau Herrmann, entledigten sich dort ihrer Kleider, zogen Badeanzüge an, fassten sich an den Händen, sprangen gemeinsam umher, hielten das Gleichgewicht, standen auf den Zehenspitzen und hörten von dieser ganz besonderen Gymnastiklehrerin, dass in jedem Körper seine »reine Form« stecke: das Ideal, das in ihm schlummere. Dieses Ideal gelte es zu finden. Carola und ihre Freundinnen streckten ihre Körper. Sie suchten die reine Form.

Krankengymnastik kennt Carola seit ihrer Kindheit. Immer ging es darum, ihren Hals zu korrigieren. Und eigentlich macht, im noch frischen Jahrhundert, ja nun fast jeder in Deutschland Gymnastik. So mysteriös ist das nicht. Die einen wählen das Ling-System, zur Herstellung einer guten Haltung, die Sportfreunde das Sandow-System, die Frauen das Mensendieck-System. Mensendieck sagt, dass man für »jede andere Maschine« Ersatzteile beschaffen könne, »nicht aber für die Körpermaschine«.[32] Weil das so viele überzeugt, ist »mensendiecken« jetzt ein Verb. Die meisten Heimturner richten sich indes nach dem dänischen Müller-Programm. Müllers Buch *Mein System: 15 Minuten täglicher Arbeiten für die Gesundheit* hat sich in Deutschland hunderttausendfach verkauft. Seine Leser machen Frottierübungen, stärken die Rumpfmuskulatur und besuchen, wenn sie besonders treu sind, die öffentlichen Auftritte des Autors. Auf der Bühne turnt Jørgen Peter Müller persönlich seine Übungen vor, in einer sehr kleinen Badehose oder ganz ohne sie.[33]

Die Gymnastik bei Anna Herrmann ist anders. Und vielleicht doch mysteriös. Sie ist geduldiger, persönlicher. Nicht so schematisch. Man bewegt sich – oder ruht – in der Gemeinschaft, nicht allein. In Herrmanns Studio liegt Carola zwischen den anderen Schülerinnen auf dem Boden, atmet ein, wieder aus, wieder ein und hat das eindeutige Gefühl, dass sie dieses Sich-Spüren, dieses Körperfühlen dringend anderen Menschen vermitteln müsse. Als Gymnastiklehrerin.

Carolas Vater hat einen anderen Plan für die Zukunft seiner Tochter und für die seiner Fabrik. Eduard Joseph ist der Sohn des Lotterie-Obereinnehmers Selig Beer Joseph. Als er 1898 eine Textilfabrikantentochter vom Niederrhein heiratete, war er Berliner Obsthändler. Als Carola 1901 geboren wurde, war er Getreidehändler. Ein Schritt nach vorn. Einst wohnten die Josephs in der Oranienburger Straße, im jüdisch geprägten Scheunenviertel. Nun sind sie etabliert und assimiliert: im eleganten Wilmersdorf. Mehrere Schritte nach vorn. Zu Carola sagt er, sie solle Chemie studieren, dann in seiner Fabrik anfangen und in Bälde ein Drittel der Firma übernehmen. Die Voraussetzung sei, dass sie nicht heirate. Seine Tochter überzeugt der Plan nicht.

Die zwanziger Jahre beginnen. Wenn Carola sich schlaff fühlt oder faul, dann greift sie zu dem ihr liebsten Buch: den Memoiren des Otto Braun. Dieser Dichter, vier Jahre älter als sie, ist mit zwanzig Jahren im Weltkrieg gefallen. Sein Werk – *Aus nachgelassenen Schriften eines Frühvollendeten* – rüttelt sie auf.[34] Wenn sie darin liest, das schreibt sie in ihr Tagebuch, spürt sie die Pflicht, ihre Zeit und Kraft »nicht zu vergeuden«. In Brauns Leben, sagt sie, habe es »keine toten Punkte« gegeben. Der junge Lyriker habe stets fieberhaft gearbeitet. Bei ihr dagegen gibt es diverse tote Punkte. Sie hat sich vom Druck der Mutter überzeugen lassen, hat die Gymnastikidee verworfen, wollte Biologie studieren, hat sich von einem Professor beraten lassen, wurde von ihm schlecht behandelt, vielleicht weil sie eine junge Frau ist, vielleicht weil sie Jüdin ist, die Details sind unklar. Nun belegt sie nicht Naturwissenschaften, sondern Deutsch, Englisch und Philosophie an der Berliner Universität.

Otto Brauns Mutter, das fällt Carola auf, hat ihn von seinem ersten Atemzug an für einen wichtigen Menschen gehalten. Ihre Mutter ist da anders. Paula Joseph prophezeit ihrer Tochter, dass sie irgendwann »ganz allein« dastehen und nur noch »den Wandervogel« haben werde. Dass sie sich bei diesen Wanderungen vielleicht »kindlich amüsieren« könne, aber keine neuen Bekanntschaften dort machen werde. Dass sie ein »Eigenbrödler« sei. »Einen Mann wirst du auch nicht kriegen«, sagt ihr die Mutter. »Du bist nicht schön«, sagt sie, »und nicht interessant, nicht besonders begabt und so ideal wie Du es haben willst, sind die Männer nicht.« Carola schreibt sich diese Aussagen auf. Sie resümiert: »Ich habe keinen Menschen u. werde wohl auch keinen mehr finden.« Aus Berlin will sie dringend weg, scheitert am Widerspruch der Eltern, darf dann doch gehen und wählt eine Universität, die nicht eben im Einzugsbereich der Hauptstadt liegt. In Freiburg belegt sie im Sommersemester 1922 Lehrveranstaltungen über die englische Literatur im 18. Jahrhundert, deutsche Dichter des 17. Jahrhunderts, die bildenden Künste Japans. Dazu Gotisch. Mit Gotisch-Übungen. Bei Professor Sütterlin.

Und ihre Mutter lag falsch. In Freiburg ist sie nicht allein. Da sind ihre Kommilitoninnen Fee und Käthe, ihre Kommilitonen Felix und Hans. Mit ihnen lässt sich einiges unternehmen. Sie gehen ins Kino und atmen zusammen die ausgesprochen schlechte Luft im Saal. Sie schauen sich *Der Mord in der Greenstreet* an. Lil Dagover spielt ein kleines Mädchen, das von einem gemeinen Hypnotiseur gefangen gehalten wird. Sie sehen *Lola,*

die Apachenbraut, geschrieben von Jane Beß, Drehbuchautorin von Klassikern wie *Die Brillanten-Mieze* und der *Großstadt-
mädels*-Trilogie.[35] Carola, ihre Freundinnen und Freunde halten
Mord in der Greenstreet und *Lola, die Apachenbraut* für gleicher-
maßen verwirrend, zudem auch noch für nicht leicht auseinan-
derzuhalten. Also schreiben sie gemeinsam zwei Gedichte, die
die jeweilige Handlung zusammenfassen.

Eine Sache macht Carola allein. Sie nimmt Gymnastikstun-
den. Ihre Lehrerin kommt aus der Loheland-Schule. Die Loheländerinnen betreiben eine rein weibliche Kommune zwischen
Fulda und Poppenhausen. Nach 1933 werden sie dort eng mit
dem nationalsozialistischen Bund Deutscher Mädel zusam-
menarbeiten und ihr utopisches Projekt mit der systematischen
Züchtung deutscher Doggen finanzieren. Loheland-Doggen
werden den ersten Preis bei der Welthundeausstellung von
1935 gewinnen. Jetzt, in der frühen Weimarer Zeit, sind diese
Lebensreformerinnen davon überzeugt, dass die »heutige Kultur besonders in den Städten die Jugend verdirbt«. Vielleicht
meinen sie damit auch *Lola, die Apachenbraut.* Man müsse,
sagen sie, die jungen Menschen »von dem Geschraubten und
Unnatürlichen« der Moderne »gewissermaßen zunächst ent-
kleiden«.[36] Loheland-Übungen werden in der Regel nackt voll-
zogen.[37]

Carola macht bei ihrer Freiburger Lehrerin Atemgymnastik
und stärkt ihre Arme. Vielleicht ist sie angezogen, vielleicht
nicht. Es ist wichtig, sagen die Loheländerinnen, die Schwere
der Gliedmaßen zu realisieren, und ebenso wichtig, die »Trag-
kraft der Luft« zu spüren. Die Bewegungen des Körpers folgen
aus der Atmungsbewegung. Aber der Atem soll unwillkürlich
kommen und gehen, nicht kontrolliert werden. Loheland sieht
Menschen nicht als »Körpermaschinen«, sondern als »Luft-
geschöpfe« – von Ängsten befreit und so kräftig geworden.[38]

Mit Hans, Felix, Käthe, Fee zieht Carola immer wieder los in den Schwarzwald. Sie übernachten in Pensionen, wandern die Berge hoch und wieder herunter, durch den Wald, über Wiesen, durch Dörfer. Felix dichtet nach einer dieser Wanderungen eine »Nationalhymne« für Käthe, Fee und Carola, die verschiedene Missgeschicke besingt und in dem Refrain »Diridi, Diridu, aus Witz« endet. Wie sie im Dunkeln Ball gespielt haben, wie die Mädchen vor lauter Lachen nicht schlafen konnten, wie sie alle in eine Pfütze rutschten, wie sie für einen Bergaufstieg die größte Mittagshitze wählten. Diridi, Diridu, aus Witz. Felix Joachimson ist Jurastudent – noch. Er wird bald nach Berlin ziehen, zum Drehbuch- und Revueautor umschulen, das Erfolgsstück *Wie werde ich reich und glücklich?* schreiben.

Fees Lieblingslied dieser Zeit ist »Es reiten itzt die ungrischen Husaren«. Käthe schätzt die Verdi-Arie »Verachtung trifft den, der sich vergisst«. Felix liebt »Ich hab' um sechs ein Rendezvous, mit dem Schatz, mit dem Fratz, mit der Erika«. Carola hört gern »Wenn alle mit mir tanzen, bloß Du nicht allein«.

Sie sind ziemlich typische Studenten, die auch beim Wandern ihre Bildung mal ernsthaft, mal witzig zur Schau stellen. Kunsthistoriker Hans analysiert die Architektur, an der sie vorbeiziehen. Sie reden altgriechisch miteinander oder versuchen es. Sie sprechen über Literatur, wenn auch gelegentlich über seichtere Werke wie *Lillis Ehe: Ein Sittenbild*. »Herbert«, flüstert darin die erregte Suse in ein Männerohr. Doch Herbert, obschon »betäubt« durch den »Duft ihres gelösten Haares«, sagt: »Weib, du bist toll geworden, so beherrsche dich!«[39] Sie betrachten in St. Trudberg belustigt eine katholische Prozession, essen auf einem schwankenden Steg ihren Proviant, steigen auf den Belchen. Sie übernachten, Männer und Frauen getrennt, in einem Gasthof, klopfen schon um halb sieben bei den anderen an der Tür, ziehen weiter, nach Todtmoos, nach

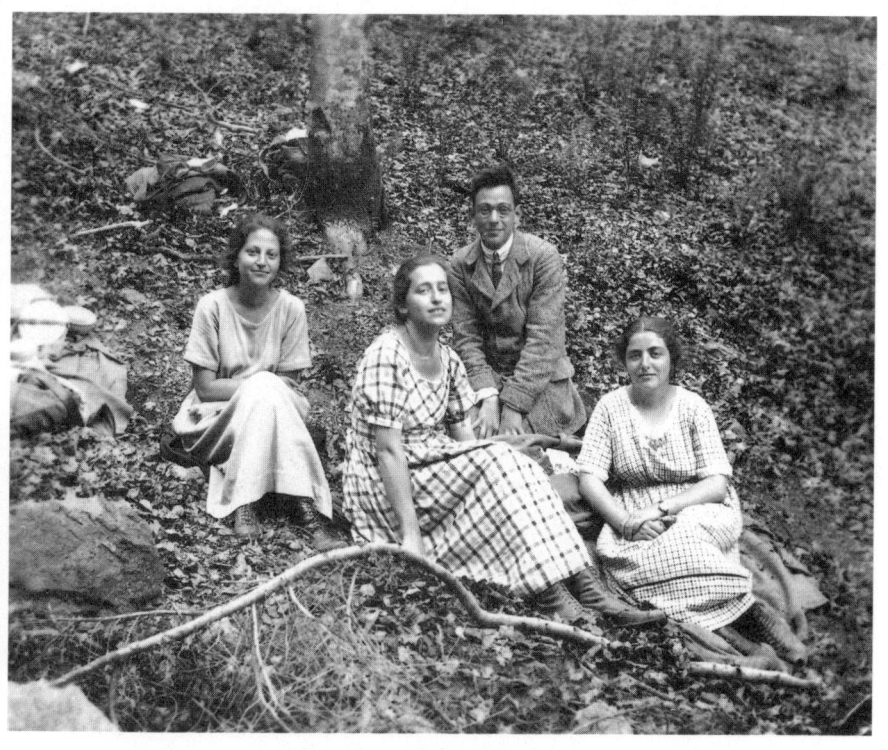

Der Schwarzwald im Mai 1922:
Carola Joseph (links) und Mitwandernde.

St. Blasien, von wo sie flüchten müssen, weil Hans die Glocken der Kirche zum Klingen gebracht hat.

Carola wird es gut aufheben, dieses Büchlein aus der Freiburger Zeit, in dem die Wanderungen beschrieben sind: auch die ins Glottertal und zum Waldsee und die den Feldberg hinauf, wo sie im Feldberghof tanzen, Wein trinken und übernachten. Immer wieder werden Gedichte verfasst und Fotos gemacht von entspannten Frauen in Sommerkleidern, das Haar mal streng und in Zöpfen, mal offen, gelöst, und von gepflegten jungen Männern mit schmalen Krawatten. Ein Bild belegt, dass sich die zukünftige Autorin von *Natürliches Atmen* im Sommer 1922 auf einer Schwarzwaldwiese eine Zigarette ansteckt. Eine Notiz deutet an, dass Carola und Felix etwas mehr Zeit zu zweit verbringen als mit den anderen. Das Büchlein listet die besten, lustigsten »Aussprüche« ihrer Unternehmungen auf. Wie Käthe Kirschkerne aus dem Abteilfenster wirft und laut fragt, ob der Zug davon wohl entgleisen könne. Wie ein Oberkellner Carola verspricht: »Einen Augenblick, Fräulein, ihr Kleines kommt gleich.« Diridi, Diridu, aus Witz.

Mehr als sechzig Jahre später wird Carola in ihrer Küche in Manhattan sitzen und ihrer Schülerin Shelley aus Brooklyn bei einer Tasse Tee von diesen Schwarzwaldwanderungen erzählen. Felix Joachimson wird dann längst Felix Jackson heißen, eine erfolgreiche Karriere als Drehbuchautor und Produzent in Hollywood hinter sich haben und, so hört man, nach dem Prinzip leben, nie wieder auch nur ein Wort Deutsch zu sprechen.[40] Carola und der Schwarzwald: Als sei es die beste Zeit ihres Lebens gewesen, so kommt es bei Shelley an. Aber aus irgendeinem Grund, darüber sagt Carola nichts, darüber sagt auch das Diridu-Heft nichts, ist die beste Zeit schnell vorbei. Nach einem Semester in Freiburg zieht sie zurück nach Berlin.

Dort liegt sie wieder auf dem Boden, im Studio von Anna Herrmann, und atmet. Denn alles beginnt mit der Atmung. Sie muss geschult und gekräftigt werden, bevor man sich dem Körper zuwendet. Zuerst wird der Atmungsrhythmus gelehrt, dann die Atmungskraft, dann »die Harmonie zwischen Atmung und Bewegung«.

Anna Herrmann ist eine von Dutzenden, vielleicht sogar Hunderten deutscher Gymnastiklehrerinnen dieser Zeit. Sie haben alle ihre eigenen Philosophien und Prinzipien und betonen gern die unfassbaren Denkfehler der direkten Konkurrenz. Aber es verbindet sie, dass sie Körper und Seele harmonisch zusammenbringen wollen und dass beides, das Bewegen und das Erleben, für sie in einem natürlichen Rhythmus schwingt. Kaum ein Begriff ist den Gymnastikvordenkerinnen wichtiger als dieser. Sie meinen nicht den Rhythmus der Dampframme und nicht den des Jazz, sondern den Rhythmus der Natur. Den von Ebbe und Flut, von Licht und Dunkel, von Einatmen und Ausatmen.[41]

Anna Herrmanns Kollegin Clara Schlaffhorst ist der festen Überzeugung, dass von der richtigen, natürlichen Atmung »Sein und Nichtsein des ganzen deutschen Volkes« abhänge. Schlaffhorst blickt sich um im Deutschland der zwanziger Jahre. Sie sieht überall »Zusammenbruch« und »seelische Not« und »psychopathische Kinder«. Aber sie hat eine Lösung: Atemübungen nach der Methode Schlaffhorst. Kinder, die sie, Schlaffhorst, von klein auf geschult habe, seien »ausnahmslos zu wahren Hünengestalten herangewachsen«.[42]

Realistischer sieht wohl Anna Herrmann das Potenzial des Atems. Ihr Studio unterrichtet den »senkrechten Aufbau« des Körpers, das »Richtungsgefühl«, den Ausgleich der Muskulatur, die »Heilung bzw. Besserung von Deformitäten«. Unter »Deformitäten« versteht Herrmann den Hängebauch und den

Rundrücken, die O-, die X- und die Säbelbeine, abstehende Schulterblätter und X-Arme. Ideal ist der »reine« Bewegungsablauf. Sie sagt, der Sinn der gymnastischen Erziehung liege »in der Steigerung des körperlichen und seelisch-geistigen Lebens, in der Entwicklung zur Persönlichkeit«.

Nach 1933 wird Anna Herrmann Aufführungen vor nationalsozialistischem Publikum auf der Pfaueninsel geben.[43] Nun aber, ein Jahrzehnt zuvor, bietet sie Frl. Carola Joseph einen Ausbildungsplatz als Gymnastiklehrerin an. Carola sagt begeistert zu und ihre nicht begeisterten Eltern entfachen, das sagt ihre Tochter, einen »wahren Entsetzenssturm«. Jede Woche aufs Neue muss Carola Vater und Mutter um das Geld für die Ausbildung bitten. Jede Woche ärgern sie sich noch einmal. Nach dem ersten Ausbildungsjahr erteilt Carola selbst die ersten Unterrichtsstunden, wird bezahlt, benötigt kein Schulgeld mehr. Auch das aber gefällt den Eltern nicht. Sie verlieren die Macht über ihre Tochter. So erklärt sich Carola den Widerstand. Paula Joseph sagt: Als Gymnastiklehrerin würde man sich nur um die Plattfüße anderer Leute kümmern. Sie findet es unendlich peinlich, dass ihre Tochter im Badeanzug umherturnt.

Das geisteswissenschaftliche Studium bricht Carola ab. Stattdessen lernt sie für das Gymnastikexamen. Welche Muskeln das Schulterblatt an der Wirbelsäule befestigen (Trapezius, Rhomboideus major und minor, Latissimus dorsi), welcher Beeinflussung der knöcherne Schultergürtel beim Heben und Senken des Armes unterliegt, welche Bedeutung der Glutaeus hat. Sie muss, die Mutter hat nicht komplett unrecht, Antworten auf die Fragen haben: »Was ist Plattfuß und wie können wir ihm entgegenwirken?« (fehlende Fuß-Längswölbung, Unterschenkel- und Fußmuskulatur kräftigen, jedoch auch Becken und Oberschenkel). Sie muss O-Beine, X-Beine und Säbelbeine im

Kontrast zu einem »Normalbein« zeichnen können und eine schematische Übungsfolge angeben, wie man diese »Schäden« korrigiert. Sie muss den Atmungsvorgang beschreiben, im Detail, von der Innervierung des Phrenicus zur Senkung des Zwerchfells über die fächerförmige Ausbreitung des Brustkorbs bis hin zu jenem Augenblick der Ruhe, der Atempause, wenn das Zwerchfell sich auf eine erneute Kontraktion vorbereitet. Und dann gibt es noch den Prüfungsbereich, in dem es darum geht, die Konkurrenz Anna Herrmanns möglichst überzeugend zu kritisieren. Carola muss den »Unwert der Ausdrucks-Gymnastik« darlegen können und die Methoden der anderen Gymnastikerinnen abtun, als »von der Psyche her angefangen« und daher »unsachlich«.

Carola schafft sich Fachliteratur an. Fritz Gieses *Körperseele*, Max Tepps *Vom Sinn des Körpers*, Schmitts *Das Hohelied vom Atem*. Mensendiecks *Funktionelles Frauenturnen*, Kochs *Körperbildung – Nacktkultur*. Anna Herrmanns Schule expandiert. Carolas Chefin pachtet ein Waldgrundstück, sechs Morgen groß, im Grunewald. Zuerst steht dort nur eine Baracke. Aber die Übungen finden ohnehin draußen im Wald statt. Die Schule will, so wirbt Anna Herrmann, »dem dringenden Bedürfnis des Großstädters« Rechnung tragen, »nach anstrengender Arbeit in dumpfen Stadträumen« sich »in der Natur« zu erfrischen.

Das Einzige, was Carola an ihrem neuen Beruf, ihrem Arbeitsplatz stört, ist, dass er sie weiter an Berlin bindet und damit an ihre Eltern. Aber ansonsten ist Berlin zu dieser Zeit gar nicht so unattraktiv. Carola sieht sich Max Reinhardts Theaterinszenierungen an, geht in die Oper. Immer wieder kauft sie sich Karten für Tanzaufführungen. Sie sieht die berühmtesten Ausdruckstänzer ihrer Zeit auf der Bühne. Ihre Chefin mag nichts von dieser neuen Mode halten. Carola lässt sie nicht los. Die

Falke-Schwestern erlebt sie, die sich wie Schlangenmenschen verrenken. Mary Wigman ist so voller Energie, dass sie nicht einmal Musik braucht. Sie tanzt, und nur ein Gong klingt, ein Tamburin. Oder sie bewegt sich in völliger Stille. Carola wird später Harald Kreutzberg tanzen sehen: Den Schädel hat er kahl geschoren, das Gesicht grotesk maskiert. Auch im nationalsozialistischen Deutschland wird seine Karriere nicht abknicken.

Die Tänzerinnen und Tänzer, denen Carola zuschaut, erfinden eine neue Sprache des Körpers. Sie ist ekstatisch und abstrakt. Männer tanzen so weich und sanft, dass man sie für Frauen halten könnte; Frauen bewegen sich so kraftvoll wie Männer. Auch was eigentlich Tanz ist und was Gymnastik, lässt sich kaum noch bestimmen. Es ist ohnehin unwichtig, weil es jetzt, in dieser neuen Zeit, nicht um alte Kategorien geht und nicht um technische Details, sondern um Ganzheitlichkeit. Im Tanz, im Rhythmus, so sagt man, vergeistigt sich der Körper, verkörperlicht sich der Geist.[44]

Carola hat bald noch einen weiteren Arbeitsplatz. Sie unterrichtet an der Deutschen Hochschule für Leibesübungen. Mit ihr zusammen beginnt dort eine Lehrkraft namens Otto Nerz, ebenfalls mit Geist-Körper-Wechselwirkungen vertraut, weil zuständig für »Fußball-Theorie und Praxis«. Er wird als erster deutscher Fußballnationaltrainer in die Geschichte eingehen. Carola vertritt das Feld der Loheland-Gymnastik. Im Fechtsaal des Deutschen Stadions in Grunewald, Untergrundbahnstation »Stadion«, unterrichtet sie Schwerkraft und Leichtigkeit. Probleme hat sie mit den Boxern, die die Halle nicht so hinterlassen, wie sie es gern hätte. Sie erhält ein Schreiben der Hochschulleitung, etwaige Annäherungen der Zeitschrift *Schönheit* zurückzuweisen. Dieses Presseerzeugnis sei »vordringlich mit kitschigen Nacktaufnahmen gefüllt«. Es wende sich »nicht an gesunde Instinkte«.

Vom 16. März des Jahres 1925 an ist die 23-jährige Carola Joseph höchstwahrscheinlich Tag für Tag, Abend für Abend in nur leichter Bekleidung auf der gigantischen Leinwand des Ufa-Palasts in Berlin zu sehen. In den Saal strahlt »eine der wichtigsten Schöpfungen seit Beginn der Kinematographie«. So steht es in den Zeitungen. Alle Wünsche des Publikums würden erfüllt. »Belebende Massenaufnahmen« seien ebenso zu bewundern wie »waghalsige Sensationen«. Die Kritiker feiern das »Blitzzugtempo« des Films, seine »Auslese ästhetisch einwandfreier Bilder«.

Wege zu Kraft und Schönheit ist ein »Kulturfilm«, eine dokumentarische Montage. Mit antik griechischen und antik römischen Leibern setzt der Film sich auseinander und mit der vermeintlichen Degeneration moderner Körper sowie mit gymnastischen Methoden, die diesem Prozess entgegenwirken. Das klingt nicht gerade nach einem Erfolgsrezept. Doch die Zuschauer strömen ins Kino – unter ihnen auch, das ist wohl sicher, ein Mitglied des Bayerischen Turnerbunds. Denn dessen Organisation gibt bald zu bedenken, dass der bei den Deutschen so populäre Film in »undeutscher Art« vollständig »auf Erotik aufgebaut« sei. Darstellungen von »Gruppen dürftig verhüllter und splitternackter Weiber« seien nicht zu ignorieren.[45]

Die bayerischen Turner liegen nicht ganz falsch. Aus erzählerisch nicht einleuchtenden Gründen nimmt im Segment zur Antike eine halbnackte Römerin ein sich in die Länge ziehendes Bad und wird assistiert von Sklavinnen, die weder gebadet haben noch baden, noch baden werden und dennoch ebenso wenig Kleidung wie ihre Herrin tragen. Die Zentrumsfraktion im Preußischen Landtag reicht nach Ansicht von Römerin, Sklavinnen und diversen anderen Frauenkörpern eine Kleine Anfrage im Reichstag ein. Der Film unterstütze »Lüsternheit«. Allgemein sind weite Kreise aber nur zu bereit, das Werk gegen

»beamtete alte Jungfern beiderlei Geschlechts« zu verteidigen. Reichspräsident Hindenburg, bekannt für wegweisende Entscheidungen, schaut sich den Film an und hat keine Bedenken.[46]

Kurz bevor *Wege zu Kraft und Schönheit* zu einer Frau schneidet, die wohl Carola Joseph ist, zeigt er drei Männer, die nur mit dunklen Lendenschurzen bekleidet sind. Sie führen Gymnastik vor. Oder tanzen. Keine Unterscheidung möglich oder nötig. Sie folgen der Choreografie eines Mannes namens Rudolf Laban. Er unterhält Dutzende von Laban-Gymnastikschulen im deutschsprachigen Raum und hat ein straffes System zur Ausbildung von Laban-Lehrern installiert. Er wird zur Eröffnung der Olympischen Spiele 1936 ein großes »Weihespiel« namens »Vom Tauwind und der neuen Freude« inszenieren.[47] Der Reichsminister für Volksaufklärung und Propaganda wird, ein Rückschlag für Laban, das Stück nach der Generalprobe aus dem Programm nehmen. Jetzt, gut zehn Jahre früher, wirbeln die Laban-Männer durch *Wege zur Kraft und Schönheit*, bis geschnitten wird, zu einer Dame in losem Kostüm, die in der freien Natur eine Loheland-Atemübung vorführt. Noch ohne Doggen.

Dann tritt die Herrmann-Schule auf. Eine Frau im eng anliegenden hellen Badeanzug, die Haare im Bubikopf, es handelt sich nicht um Carola, steht erst still, hebt dann ein Bein, einen Arm, zeigt die ganze Diagonale des Körpers, verharrt in dieser Position. Auch das Thema »tiefes Atmen« wird von einer sehr diszipliniert voranschreitenden Dame dargestellt. Schließlich springen sechs Frauen, und wahrscheinlich ist Carola Joseph eine von ihnen, Hand in Hand aus einem Waldstück auf eine Lichtung, laufen Schlangenlinien, formen einen Kreis, ziehen, stets als Sechs-Frauen-Formation, nach hier, nach da, laufen wieder Schleifen, Bögen, erst auf die Kamera zu und dann hinfort, von der Lichtung zurück in den Wald.

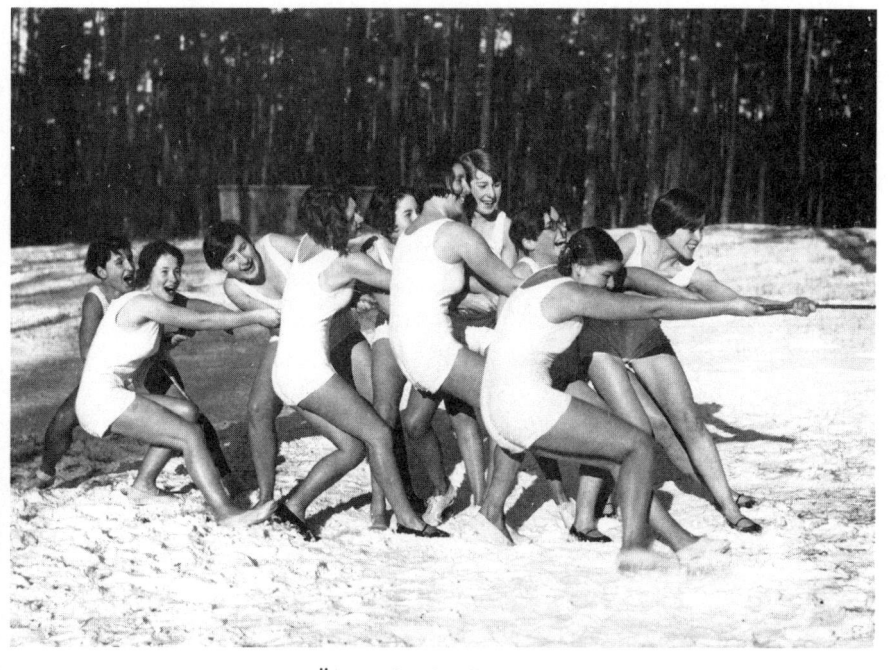

Übung für die Illustrierte:
Anna Herrmanns Schülerinnen, 1926.

Nach diesem sensationellen Kulturfilm wollen alle mehr über Gymnastik wissen. Die *Kölnische Illustrierte Zeitung* schickt im Winter einen Fotografen zu Anna Herrmanns Lehranstalt. Die Schülerinnen eilen für die Kamera in Badeanzügen hinaus in den Schnee. Einige tragen Pfeil und Bogen, andere Bälle. Manche reißen vor lauter gut gespielter Begeisterung die Arme in die Luft. Sie stehen im Wald, üben das Bogenschießen, werden abgelichtet. Fröhlich strengen sie sich bei einer Übung an, mit der die Titelgeschichte »Deutsche Sportmädel beim Tauziehen im Schnee« so anschaulich wie möglich gestaltet werden soll.

Diverse Auftritte stehen nun in Carolas Kalender. Bei einer Hygiene-Ausstellung soll Anna Herrmann einen Vortrag halten, hat Lampenfieber und schickt deshalb Frl. Joseph als ihre Stellvertreterin. Sie haben eine Vorführung in einer Lehranstalt für Sozialarbeit, und Carola präsentiert mit ihrer Kollegin Anni im Teil »Atmung« den »Gang mit Tönen«, dann den »Beinfall« und den »Beckenfall«. Zum Tag des Pferdes nehmen sie an einer »Volkskraft-Ausstellung« teil. Erst preist dort ein Major Böhm die Vorzüge des Reitsports. Dann wird ein Film über »Wert« und »Nutzen« des »deutschen Warmbluts« gezeigt. Ganz am Schluss des Programms, thematisch kaum verbunden, erscheinen Anna Herrmann und ihre Schülerinnen und zeigen »rhythmische Gymnastik und Tänze«.

Carolas Schülerinnen an der Herrmann-Schule gratulieren ihr im Sommer 1926 zum 25. Geburtstag. Sie nennen sie »unsere liebe Klassenmama«. Berti Richard aus Zehlendorf schreibt: »Ich möchte nicht, daß Sie glauben, ich hätte auch noch das Geringste an Dankbarkeit gegen Sie eingebüßt.« Ein Dr. Blumenfeld aus Frankfurt an der Oder will seine 18-jährige Tochter bei ihr in Behandlung geben, wenn Carola ihm zusichere, »in 6-8 Wochen etwas Nennenswertes erreichen zu können«.

Gudrun Harlan meldet sich aus Neuenburg in Friesland, wo sie Gymnastik unterrichtet. Sie folgt dort Carolas Muster, teilt ihre Stunden in Atmung, Rhythmik, Bewegung und Statik ein, wandert mit ihren Schülerinnen durch den Wald, schwimmt mit ihnen im Jadebusen, treibt Gymnastik auf der Wiese vor dem Haus. Zwar ist das Leben »wundervoll«, aber der Besuch einer anderen Gymnastiklehrerin hat Fragen aufgeworfen. Diese, Vertreterin des Systems Laban, habe »die parallele Fußstellung« angegriffen. Darüber will Gudrun mit Carola sprechen.

Eine Schülerin drückt schriftlich ihre Hoffnung aus, dass es der Dozentin Carola »beim Korrigieren unserer Arbeiten nicht gar zu übel wird«. Eine andere grüßt von der Insel Amrum, wo sie am Strand Gymnastik treibt, den Duft von »Seeluft gemischt mit Kuhdünger« genießt, die *Forsyte Saga* liest und Carolas »persönliche Führung« preist. Aber wichtiger könnte dieser Brief aus München sein. Aus dem Verlagshaus Pössenbacher schreibt ihr ein Herr mit extrem unleserlicher Unterschrift, dass sein Haus sich durch zwei Bücher über Jiu-Jitsu »im Deutschen Buchhandel ganz ausgezeichnet eingeführt« habe. Nun suchten sie weitere »bewährte Autoren auf sportlichem Gebiete«. Einen frankierten Rückumschlag legt der Verlag bei. Carola antwortet mit der Bitte, das »Anerbieten näher zu umschreiben«. Man umschreibt näher und betont, dass man »es freudig begrüßen« würde, wenn Carola Joseph »gelegentlich ein entsprechendes Buch-Manuskript vorlegen wolle«. Carola aber wartet noch ein wenig damit, ein halbes Jahrhundert, in etwa.

Die Tuberkulose wird besiegt: auf dem Dachboden einer Berliner Mietskaserne, von einer gewissen Elsa Gindler. Zu diesem Zeitpunkt ist die Schwindsucht noch immer eine Massenkrankheit. Es gibt neue Diagnosetechniken, neue Heilmethoden, Lungenanstalten, Frischluft-Liegekuren, Sanatorien für die

Reichen. Aber die Krankheit bedroht die Menschen nach wie vor, besonders Arme in der Stadt, in ihren dunklen, feuchten Wohnungen. Sie hüsteln im ersten Stadium, husten heftig im zweiten, werfen gelblich grünen Schleim aus, dann Blut oder Schleim und Blut, verlieren Gewicht, sind immer müde, ringen um Atem, siechen dahin.[48] Elsa Gindler, tuberkulosekrank, kommt aus einer armen Berliner Familie und weiß, was zu tun ist. Täglich verlässt sie die Wohnung, steigt die Treppen zum Dachboden hinauf, lässt sich dort nieder, auf dem Speicher, und atmet die trockene Luft. So reinigt sie ihre Lungen. Sie spürt, in welchem Lungenflügel die Krankheit sitzt, und stärkt mit bewusster Atmung mal den einen Flügel, mal den anderen. Die Schwindsucht verschwindet. Ganz von selbst. Weil sie atmet.

Das ist eine Geschichte, die man sich von Gindler erzählt. Eine andere Heldentat ist belegt: ihr sozialer Aufstieg aus eigener Kraft. Da ihre Eltern ihr keine Berufsausbildung finanzieren können, arbeitet sie erst in einer Fabrik, dann als Haushaltshilfe, hat schließlich genug gespart, um eine kaufmännische Lehre zu absolvieren, bringt die Ausbildung hinter sich, wird Stenotypistin, widerwillig, dann Buchhalterin, ist davon auch nicht begeistert. Im Vegetarier-Verein ist sie aktiv, belegt Kurse in Volksbildungsprogrammen, organisiert Frauengruppen und Volkstanzkreise, macht Landausflüge, schreibt lange Briefe darüber, intensive, präzise Naturbetrachtungen, befasst sich mit Musik, Malerei, Theater, mit schwedischer Gymnastik, verliebt sich im Frühjahr 1911 in einen Mann namens Bernd, will mehr als nur Freundschaft von ihm, vergebens, kämpft weiter, liest Kallmeyers Buch *Harmonische Gymnastik* und weiß dann endlich, was sie mit ihrem Leben anfangen will.[49] Ein Jahr nach Gindlers Tod, im Januar 1962, werden sich ihre Schülerinnen in der Nähe des israelischen Städtchens Rosch haAjin versammeln und einen Hain pflanzen. So werden sie nicht nur Gindlers pädagogische Fähigkeiten würdigen, sondern auch ihren Einsatz für verfolgte Juden im nationalsozialistischen Deutschland.[50]

Im Sommer 1926 lernt Carola die legendäre Elsa Gindler im Zug kennen. Sie sind beide auf dem Weg nach Sylt. Gindler bietet dort einen Kurs in der Gindler-Arbeit an. Die sie nie so nennt. Es ist einfach nur »die Arbeit«. Carola hat sich für den Kurs angemeldet. Gindler macht Carola Komplimente. Ihr Haar sei so schön.

Auf Sylt ziehen die Frauen durch die Dünen. Carola beobachtet Gindler und staunt. Diese Lehrerin bemerkt alles. Die Schülerinnen lassen ihre Körper schwingen. Gindler erkennt sofort, wenn ein Muskel ihnen Probleme macht. Die Frauen stellen sich am Strand in einer Reihe auf, üben Bocksprung. Gindler registriert genau, was nicht klappt und warum es nicht klappt, und sagt gleich, in den exakt richtigen Worten, was am besten zu tun ist.

Gindler ist Ende Mai 1926 beim bisher größten deutschen Gymnastikkongress aufgetreten. Zweitausend Zuhörer, die Zahl kursiert, hatten im Düsseldorfer Planetarium Platz genommen, wohl die meisten von ihnen, weil sie wissen wollten, wie man bestimmte Bewegungen lehrt oder lernt, und Gindler war auf die Bühne getreten und hatte ihren Vortrag mit dem Satz eröffnet, dass das Ziel ihrer Arbeit »nicht in der Erlernung bestimmter Bewegungen« liege, sondern in der »Erreichung von Konzentration«.

Man kann den Vortrag ein paar Monate später im Fachblatt *Gymnastik* nachlesen, um herauszufinden, was das bedeutet. Es wird der einzige Text sein, den Gindler je veröffentlicht. Definitiv will sie, anders als ihre Kolleginnen, nicht die »reine Form« des Körpers finden oder das deutsche Volk durch Atemübungen retten. Sie beschreibt Alltagssituationen. Zeigt auf ein Ehepaar, das sich streitet. Auf einen Angestellten, dessen Vorgesetzter unerwartet am Arbeitsplatz erscheint. In solchen Momenten, sagt Gindler, setzt der Atem aus oder wird viel zu heftig und der ganze Mensch wird verlegen, ängstlich, zerfahren. Aber schon das Bewusstsein, dass man sich verkrampfe, so Gindler, könne einem aus einer solchen Situation helfen. Sich auf sich konzentrieren: Das führt aus der Krise.

Gindler sagt, auch eine Form der Eigenwerbung, dass man in ihren Stunden eigentlich nicht viel lernen könne. Es gehe nur darum, »die Intelligenz zu vermehren«.[51] Im Gymnastikraum sei es schließlich einfach, Verkrampfungen zu lösen. Die wahre Herausforderung stelle der Alltag. Man müsse deshalb die Experimente mit sich selbst aufs ganze Leben ausweiten. Wie atme ich beim Zähneputzen? Wie beim Strümpfeanziehen? Wie beim Essen? Das müsse man sich fragen. Sich erforschen. Ständig.

Von Sylt kommt Carola zurück nach Berlin und ist wieder die Untergebene Anna Herrmanns. Bei dieser wird eher nicht geforscht. Frau Herrmann hat entweder keine Zeit oder kein Interesse daran, den für sie arbeitenden Lehrerinnen noch etwas beizubringen. Elsa Gindler lässt Carola nicht los. Es ist so anders bei ihr, weil es nicht um X- und O- und Säbel-Beine geht, sondern um das komplette Menschsein. Man will keine »Krampfkonserve« sein, das ist Gindlers Ausdruck, nicht steif und nervös, sondern jemand, der »ganz da« ist.[52] Fräulein Joseph und Frau Herrmann streiten sich jetzt öfter. Über dieses Detail, über jenes. Vielleicht geht es auch nur darum, wer von ihnen beiden wohl die bessere Dozentin ist.

Ruth Hirschfeld ist fünfzehn und hat Rückenschmerzen. Sie betritt ein vornehmes Mietshaus in Wilmersdorf, steigt zu einer Wohnung hoch. Die Mutter der hier tätigen Gymnastiklehrerin öffnet. Ruth tritt ein, zieht sich um, legt ihren Turnanzug an. Sie schaut sich im Übungsraum um. Bälle liegen da herum, ein Besenstiel, Kissen. Ein Becher steht bereit, mit Strohhalmen darin. Die freischaffende Dozentin kommt herein, und Ruth sieht eine »sehr schlanke, sehr hübsche, sehr junge Frau«, deren Lächeln »strahlend« ist. Als »Engels-Lockenkopf« nimmt Ruth sie wahr. Sie will alles tun, um ihr zu gefallen.

Aber Ruth bemerkt, dass das mit dem Gefallen nicht so leicht ist. Sie soll nur auf der Erde sitzen, mehr nicht, auf einem Kissen, das hart ist und sehr flach. Sie soll dem Sitzen nachspüren. Sie soll sich nicht vorstellen, wie sich das Sitzen anfühlt, sondern es tatsächlich fühlen. Dann legt ihr die Lehrerin den Besenstiel hin. Ruth soll darauf laufen. »Es kommt nicht darauf an, dass du es kannst«, sagt sie ihr, »sondern nur, dass du empfindest, *wie* es ist.« Ruth ist ehrgeizig. Sie will unbedingt den Besenstiel zu Ende balancieren. Auf ihre Empfindungen achtet sie nicht. Schließlich macht sie eine Atem-Strohhalm-Übung, ist aber auch hier nicht wirklich bei der Sache. Sie soll nicht irgendwie besonders atmen, rät ihr die Lehrerin. Nur den Atem ganz langsam durch den Halm kommen lassen. Ruth scheint es ziemlich eindeutig, dass man auch ohne Strohhalm gut atmen kann. Ihre Rückenschmerzen werden irgendwann vergehen. Aber sie beeindruckt, dass Carola Joseph mit ihr, dem »Backfisch«, redet, als sei sie eine Erwachsene: auch über Sexualität, die »zu erwarten sei«, mit der man sich aber »auch nicht beeilen« müsse.[53]

Die selbstständige Gymnastiklehrerin nimmt selbst regelmäßig Stunden bei Elsa Gindler: montags und mittwochs, 19-20 Uhr, in Gindlers kahlem Gymnastikraum. Fünfzehn Teilnehmerinnen sitzen dort auf dem Boden, im Halbkreis vor Gindler. Die sagt, sie sollen sich umsehen und dann berichten, was ihnen auffällt. Die fünfzehn schauen hierhin, dorthin, geben Auskunft. Dann sagt Gindler, sie sollen nun erst mit geschlossenen Augen dasitzen, sie öffnen, wann immer es richtig erscheint, und sich dann noch einmal im Raum umsehen und noch einmal berichten. Nun wird allen klar, wie viel mehr sie registrieren. Es ist der Übergang vom Nichtsehen zum Sehen, der sie achtsam macht. Jetzt bemerken sie das Licht und die Farben und die hohen Decken und dass die Fenster des Gymnastikraums dringend geputzt werden müssen.[54] Sie verbinden sich die Augen und tasten mit den Füßen. Sprechen dann über dieses Experiment. Sie kriechen durch Stuhlreihen. Sprechen wieder. Sie kriechen übereinander her. Gindler beobachtet und kommentiert, aber kritisiert nicht. Sie schwingen ihre Rümpfe. Sie lassen die Arme hängen. Sie merken: Der Hals kann loslassen.

Es ist nicht ganz klar, welchem kulturellen Lager Carola Joseph, Elsa Gindler und die anderen Frauen zuzurechnen sind. Im Berlin der zwanziger Jahre prallen zwei Weltsichten aufeinander. Die eine Seite öffnet sich für Tempo, kühle Bauhaus-Möbel, Cocktails, Revuen – und die andere hält genau diese Phänomene für Zeichen des Niedergangs der deutschen Kultur. Die Gindler-Frauen sind definitiv nicht die Gindler-Girls. Sie treffen sich nicht zum Charleston-Tanzen und nicht zum Cocktail-Trinken. Sie bauen auch keine Stahlrohrstühle und produzieren keine Avantgarde-Kunst. Sie sind Hausfrauen, Schauspielerinnen, Medizinerinnen. Eine von ihnen, Lily Ehrenfried, leitet eine Sexualberatungsstelle in Prenzlauer Berg. Als Gruppe passen sie in keine Frauenkategorie der an Frauenkategorien obsessiv interessierten Weimarer Zeit.[55]

Entspannung, sagt Gindler, ist ein »Zustand der höchsten Reagierfähigkeit«.[56] Sie entspannen die Beine in der Bauchlage. Gindler schreibt sich auf: »Wieder über Zusammenhang mit Sexualorganen gesprochen. Sexualpflege für Männer mitbringen.« Gindler notiert sich am 17. Oktober 1927: »Gummi! Nicht fertig geworden«, und am 3. November: »Gummi wiederholt kapiert.« Sie lassen die Beine hängen und lassen die Beine auf das Hängen reagieren. Sie spüren, wie die Hosen die Beine hochgleiten. Sie stützen die Hände auf die Erde und lassen die Becken fallen. Sie machen Purzelbäume über Stühle. Gindler schreibt am 19. Oktober 1927: »sehr eingehend besprochen, dass die Atmung wunderbar ist etc.«.[57]

Ein Romanheld der Erfolgsautorin Vicki Baum wird 1929 sagen, wie herrlich es sei, wie bitter, wie kräftig, den auf Großstadtbaustellen kochenden Asphalt zu riechen. Das sei, sagt er, das Leben.[58] Die Nationalsozialisten benutzen den Begriff »Asphaltliteratur« als Kampfbegriff gegen moderne Literaten.[59] Gindlers Schülerinnen machen Atemversuche ohne Teer. Sie ziehen sich zurück aus dem explodierenden Berlin, von seinen nun mehr als vier Millionen Einwohnern. Sie befassen sich mit ihrem eigenen Atmen, ihrem eigenen Spüren und nicht mit der Massenarbeitslosigkeit, der Armut, der Wohnungskrise.[60] In die Kurfürstenstraße kommen sie, um still zu sein. Stille scheint in diesen Zeiten ein ziemlich konservatives Konzept. Auch das Körperspüren an sich könnte schon fast reaktionär wirken, weil die nationalistischen Wortführer dieser Zeit das »Organische« preisen und die Massenkultur ablehnen.

In der Stille und im Organischen suchen Gindler und ihre Schülerinnen jedoch nur nach sich selbst, nach der eigenen Kraft, nicht nach jener der deutschen Heimat.[61] Auch die Gesamtgesundheit des Volkes ist nicht ihr Thema. Sie erforschen ihre eigenen Körper und fotografieren und filmen ihre Experimente: das Davor, das Danach. So produzieren sie ein modernes Medienarchiv des Körpers, Gindlers Bild- und Filmsammlung, die im Zweiten Weltkrieg fast komplett zerstört werden wird.[62]

Carolas Vater stirbt 1928. Die Familie trauert und muss gleichzeitig das Geschäftliche organisieren: den Verkauf der Fabrik, die Regelung des Nachlasses. Auf Heinz kann sie nicht zählen. Sein Verhältnis zum Elternhaus ist zerrüttet. Ihre Mutter erscheint Carola in dieser Zeit als »völlig hilflos«. Also kümmert sie, die Tochter, sich um das Geschäftliche. Auch sie kennt sich darin nicht aus. Aber sie will das, was sie in der Gindler-Arbeit lernt, nun in diesen alltäglichen Schwierigkeiten anwenden. Sie müsse einfach »spüren können, was zu geschehen hat«. Das notiert sie. Und erledigt das, was zu erledigen ist.

Es gibt jetzt kaum tiefere Blicke in das Leben der Carola Joseph. Sie geht auf die dreißig zu. Vielleicht hat sie, die vieles aufhebt, in dieser Zeit einiges weggeworfen. Sie schreibt, dass sie »viel Aufregungen« hatte. Mehr hält sie nicht fest. Ihr Bruder heiratet am 17. Januar 1929 eine Frau namens Alice Philipps. Wenige Monate später lässt sich das Paar wieder scheiden. Mehr weiß man auch davon nicht. Im April 1930 unternimmt Carola eine Reise nach Italien und beschließt, mindestens ein halbes Jahr dort zu bleiben, »um wieder zu mir zu kommen«. Wo sie sich aufhält, was sie tut – dazu gibt es weder Dokumente noch Notizen. Schon nach drei Monaten fährt sie wieder nach Berlin, damit sie sich um die weitere Abwicklung des Familiengeschäfts kümmern kann. Sie zieht erst in die Wohnung einer Freundin, dann für kurze Zeit zu ihrer Mutter. Sie bricht mit ihrer Mutter, oder ihre Mutter mit ihr, weil sie sich eine eigene Wohnung sucht. Oder sie sucht sich eine eigene Wohnung, weil sie mit ihrer Mutter gebrochen hat. Ab dem 1. Dezember 1930 führt sie ihre »private Schule für Gymnastik« in ihrer neuen Wohnung im Stadtteil Friedenau, erreichbar mit der Omnibuslinie T.

Carola Joseph, 29, ist eins von insgesamt 1150 Mitgliedern des Deutschen Gymnastikbunds (DGB). Im DGB organisiert zu sein heißt, dass sie eine Expertin ist, kein Quacksalber. Dass sie nicht nur in der Gymnastik ausgebildet ist, sondern auch in der Pädagogik und in »Körper- und Seelenkunde«. Nicht jeder kann, nicht jeder soll Gymnastik unterrichten dürfen. Das fordert der DGB. Die professionelle Leibesübung soll sich abheben von »oberflächlichen Nachahmungen einer Mode-Gymnastik süßlicher, drillmäßiger oder kunstsüchtiger Art«. Die Trainingsräume sollen »hygienisch einwandfrei« sein und »ausreichend beleuchtet«. »Nacktüben« ist Kindern erlaubt. Es ist auch Erwachsenen in reinen Frauen- oder Männergruppen gestattet, jedoch nur dann, wenn »die gymnastische Kontrolle oder sonstige sachliche Gründe es erfordern«. Der DGB unterstreicht ausdrücklich, es scheint nötig zu sein: »Gymnastik ist nicht Sache der oberen Zehntausend, sondern Angelegenheit des Volkes!«[63]

»Gymnastik, alles tut weh.« Das notiert der Psychoanalytiker Otto Fenichel in seinem Tagebuch. Schon als Schulkind in Wien hat er unter dem Turnen gelitten. Er geht jetzt dennoch, im Berlin der späten zwanziger Jahre, zur Gindler-Gymnastik, weil ihn seine Frau Claire davon überzeugt hat. Auch sie ist Gymnastiklehrerin. Fenichels Muskeln, Sehnen, Gelenke mögen schmerzen nach den Stunden. Aber sein Dauer-Kopfweh ist verschwunden.[64] Angetan hält er einen Vortrag in der Berliner Psychoanalytischen Gesellschaft, in dem er Gindlers Ansatz auf eine Ebene mit der Psychoanalyse hebt. Beide Methoden, sagt er, brächen mit automatisierten Abläufen, ob psychisch, ob körperlich. Sie ermöglichten ein bewussteres Leben und ließen das Ich weniger »klein und schwach« werden. Gindler preist er dafür, dass sie nach »zweckmäßigen Bewegungen« suche, nach den Bewegungen eines reflektiert lebenden Menschen. Vielleicht weil Fenichel Gindler so lobt, machen seine Kollegen Erich Fromm und Wilhelm Reich auch bald Gymnastik bei ihr.

Die charismatische Gymnastiklehrerin könne eine ganz ähnliche Rolle spielen wie der Psychoanalytiker. Da ist sich Fenichel sicher. So wie auf den Mann an der Couch – und dass es ein Mann ist, scheint ihm selbstverständlich – würden im Gymnastikraum die kindlichen Wünsche der Klienten auf die Körperarbeitsdozentin übertragen. Sie gelte als »die wiedererstandene Mutter«. Um sie scharen sich Schüler und Schülerinnen, hungrig nach der »Befriedigungssituation«, die die Lehrerin ihnen bereite. Eine klare Meinung hat Fenichel daher auch zum gleichzeitigen Nebeneinander von Gymnastik und Psychoanalyse. Das sei nicht empfehlenswert. Zu bedeutend sei die Beziehung zwischen Analytiker und Analysand. »Wer die Übertragung in der analytischen Kur braucht«, schreibt Fenichel, »kann nicht dulden, daß sie zur Gymnastiklehrerin getragen wird«.[65]

1931 beginnt Carola Joseph eine Psychoanalyse. Sie liest viel Freud in dieser Zeit. Sie ist gut mit Claire Fenichel befreundet. Also tauscht sie sich wohl auch mit Claires Mann aus, der weiter über Gindler nachdenkt und über Gindlers wichtigstes Thema: den Atem. In der *Zeitschrift für Psychoanalyse* stellt Fenichel die These auf, dass der Mensch, wenn er sich mit jemandem identifiziert, diesen nicht nur nachahmt, sondern ihn auch »nachatmet« – indem er seine Atemtätigkeit, als Akt der Einfühlung, auf den Anderen umstellt. Wenn man in einem Moment der Überraschung, des Neuseins den Atem anhalte, sagt Fenichel, dann wolle das Ich »abtasten«, ob es sich »fürchten soll oder nicht«.[66] Noch zehn Jahre später, als er längst in Los Angeles lebt, wird er die bei Gindler entdeckten Atemwege weiter erkunden. In seinem Aufsatz zur »Psychopathologie des

Hustens« untersucht er dann das nervöse Sich-Räuspern eines Redners als Zeichen von Schuldgefühlen bei der Befriedigung von Exhibitionismus und die Hustenanfälle seiner Zuhörer als unbewusste, doch sehr wohl feindselige Störung des vortragenden Selbstdarstellers.[67]

Elsa Gindler spielt eine Schallplatte ab. Alle sollen rollen. Zur Musik. Rollen, wie sie wollen, kreuz und quer, durch den großen Raum. Aber eine Frau rollt nicht. Und Carola schaut sie sich an. Carola sieht, dass die Schülerin das Rollen zwar körperlich beherrscht, es aber dennoch nicht kann. Sie glaubt, dass nur die Psychoanalyse, und nicht die Gymnastik, dieser Roll-Hemmung auf den Grund gehen kann.

Carola erzählt Elsa Gindler, dass sie sich analysieren lässt. Gindler hält nicht viel von den theoretischen Diskussionen, wie sie der Freud'sche Ansatz mit sich bringt – sie sagt, davon würde man einen »Knoten in die Psyche« bekommen.[68] Sie fragt Carola, ob ihr denn »unsere Arbeit« nicht gut genug sei. Carola sagt: schon. Aber dann verweist sie auf diese nichtrollende Frau, die sicher genau gewusst habe, wie Schultern, Hüften, Beine zum Rollen beitragen, die aber ein tieferes Problem zu haben schien. »Sie konnte nicht rüber«, so drückt es Carola aus. Gindler denkt einen Moment nach und sagt schließlich: »Ja, das ist interessant.« Damit scheint die Psychoanalyse akzeptiert zu sein.

Und dann lernt Carola bei einer Feier einen Mann kennen. Er ist groß, hat dunkle Augen und genau so einen quasiquadratischen Schnurrbart wie der sogenannte Führer einer radikal antisemitischen Partei. Der Mann ist vierzehn Jahre älter als sie, freundlich, aufmerksam. Ein jüdischer Tscheche mit deutscher Muttersprache. Auch er lebt vom Atmen und der Stressbewältigung anderer Leute: Er ist Geschäftsführer einer Zigarettenfabrik in Moabit. Junge Frauen, viele modern frisiert, sitzen in seinen Firmenräumen und füllen Zigaretten in Schachteln. Manchmal stecken sie noch Sammelkarten dazu, mit Bildern berühmter Sportler. Der freundliche Herr produziert Mentholzigaretten und Zigaretten russischer Art: Kraj Orient, Kraj Club, Kraj Prima, Kraj Luxus und Kraj Cabinet. Es sind, so sagt es die Kraj-Werbung, »Mischungen besonderer Eigenart«.

Der Herr mit den dunklen Augen ist alleinerziehender Vater. Seine Tochter ist neun Jahre alt, die Mutter ein paar Wochen nach der Geburt ihres Kindes gestorben. Carola registriert, was das bedeutet. Sie hat Jahre damit verbracht, sich von ihrer Familie zu lösen – und nun könnte sie diesen Herrn heiraten und wäre nicht nur Ehefrau, sondern zudem noch Mutter, gleich Teil einer neuen Familie. Sie ist jetzt frei, unabhängig, beruflich erfolgreich, intellektuell flexibel. Sie hat ihr eigenes Reich an der Buslinie T. Es mit diesem Zigarettenfabrikanten zu versuchen: Das hieße, so reflektiert sie, einiges von dem aufzugeben, was sie bisher erreicht hat. Aber er ist, das fällt ihr sicher auf, eine durchaus elegante Erscheinung.

3. Mehr als ein Guru

Noch ahnt das Ehepaar Spitz nicht, dass der große Salat-ölschwindel seine Welt bald durcheinanderbringen wird. Nach fünfzehn Jahren in New York geht es den beiden finanziell besser. Sie fühlen sich abgesichert. Der Aufzug bringt immer mehr Klienten in den zehnten Stock. Carola gibt oft Einzelstunden. Das lohnt sich finanziell. Und Otto hat die Fredo-Pleite, den Schmattes District und das Vertreterdasein endgültig hinter sich gelassen. Jetzt ist er Börsenmakler, an der Wall Street, und betreut die Portfolios anderer europäischer Flüchtlinge. Er trifft solide, konservative Entscheidungen, nicht nur für die Klienten, auch für sich selbst. Im März 1955 berichtet Carola per Brief Elsa Gindler von Reiseplänen nach Europa. »Wir haben nämlich«, schreibt sie, »Geld an der Börse gewonnen.«

Im Sommer ist sie deshalb erstmals seit 1938 wieder in Deutschland. In Wilmersdorf, ihrem alten Stadtteil, wohnt sie bei einer Frau Helene Hoppe. Dann nimmt sie an Elsa Gindlers Ferienkurs im Allgäu teil. Gindler und sie haben Zimmer im Gasthaus Zillibiller in Hindelang, wohnen unter einem Dach, nach all den Jahren. Im Anschluss macht Carola eine Dampfkur in Bad Reichenhall. Sie atmet ein und atmet aus: das von Quellwasser gelöste Salz, jenen Schatz der Berge, seit Jahrmillionen im Felsgestein. Genau zwanzig Jahre ist es her, dass in diesem Städtchen Juden der Zugang zu den Kuranlagen verboten wurde.[69]

Zurück in Manhattan, schreibt sie Gindler einen langen Brief. Sie berichtet ihr von der »panischen Angst«, die die Menschen in New York vor dem Älterwerden hätten. Das »schönste Erlebnis« ihrer Reise sei gewesen, sie, die älter gewordene Elsa

Gindler, mit derselben »Intensität« arbeiten zu sehen wie früher. Es habe den Eindruck gemacht, als hätte es all die Jahre nicht gegeben: »Jahre«, schreibt Carola, »die voll Schwierigkeiten waren, um es milde auszudrücken«. Drei eng betippte Schreibmaschinenseiten schickt sie ihrer Lehrerin und mehr als diesen einen Satz schreibt sie nicht über Verfolgung und Vernichtung. Aber vielleicht haben sie ja im Gasthaus Zillibiller über die »Schwierigkeiten« gesprochen.

Ihr Stadtviertel in Manhattan verändert sich. Direkt am Central Park West merkt man nicht viel davon. Doch in den Querstraßen der Upper West Side tauscht sich die Bevölkerung aus. Früher residierten in den Brownstones nur vornehme Familien und deren Dienstboten. Aber viele begüterte New Yorker ziehen in den fünfziger Jahren in die Vororte. Die Stadthäuser werden jetzt in Mietskasernen verwandelt. Ihre neuen Besitzer teilen die Villen in viele kleine Wohnungen auf und vermieten sie an Puerto-Ricaner. Diese kommen zu Hunderttausenden in New York an, weil es auf der Insel kaum Arbeit gibt. Die Vermieter pressen sie aus. Teils wohnen zehn Menschen in einem Zimmer.

Einige alteingesessene New Yorker nehmen die neue Upper West Side als gefährlich wahr, als Terrain des urbanen Niedergangs.[70] Wer zudem noch eine Antipathie gegen die Vororte pflegt, zieht jetzt auf die Upper East Side, die vornehmer ist und kaum puerto-ricanisch. Otto und Carola bleiben auf der westlichen Seite des Parks. Aber wenn sie Besuch bekommen, empfehlen sie diesem, über die 86. Straße zu ihnen zu laufen. Da fahren die Busse, da ist immer Betrieb. Die 85. gilt als gefährlich. Wenn sie mit dem Auto fahren, rollen Carola und Otto Spitz in der Nähe ihrer Wohnung stets die Fensterscheiben hoch. Diejenigen unter Carolas Schülerinnen, die aus weniger distinguierten Stadtvierteln kommen, halten die Angst der feinen Leute von der Upper West Side für etwas übertrieben.

Ein Violinist findet den Weg zu ihr. Er hat Probleme mit seinen Händen. Beim Spielen hebt er sie stundenlang an, dann werden sie leblos und grau. Die Blutzirkulation dringt nicht durch. Carola zeigt ihm einen Kniff. Den verrät sie nur ihm. Da fühlt er das Blut wieder einströmen und kann nun jede kleine Pause dazu nutzen, sich selbst zu helfen. Dann kommt eine Oboistin aus dem Fahrstuhl. Sie kann nicht mehr das Vibrato blasen. Carola beobachtet sie genau und bemerkt die seltsame Haltung der Dame. Sie lässt sie ihr Instrument spielen und dabei den Körper hin und her schwingen, über den Schwerpunkt hinaus, vor und zurück. Vorn erklingt kein Vibrato, hinten kein Vibrato. Doch als die Musikerin beim Schwingen ihren Schwerpunkt trifft und genau so steht, wie ihr Körper und ihr Atem es wollen? Da kehrt das Vibrato zu ihr und zur Oboe zurück.

Solche Schüler machen ihr Freude. Aber sie hat viele Klienten, die ganz anders sind. Elsa Gindler gegenüber mokiert sie sich, im Vertrauen, über »die Mutter, die so erschöpft ist, weil sie kein passendes Kleid für die Tochter finden kann« und die deshalb dringend Stunden bei ihr braucht. Die meisten Leute, so scheint es, wollen nur Schmerzen loswerden, sich entspannen, Energie tanken. An mehr sind sie nicht interessiert.

Kurz nach Ende des Krieges, 1947, hat sie die motiviertesten Schüler gehabt, die ihr je untergekommen sind. Sie war zu Gast in Oak Ridge, Tennessee, versteckt hinter den Blue Ridge Mountains. Oak Ridge war Standort des Manhattan Project. Physiker hatten hier das Nuklearmaterial für die Bomben auf Hiroshima und Nagasaki produziert. Dann waren die Produkte ihrer Arbeit abgeworfen, zwei Städte vernichtet, der eine Krieg war vorbei, der Kalte Krieg hatte begonnen, für den wieder, geheim und patriotisch, zu forschen war.[71] Carola erkundete mit den Wissenschaftlern, wie man nervöse Anspannungen abbauen kann, zeigte ihnen, wie sich ein verkrampfter Mensch vorbeugen sollte, die Arme Richtung Boden hängend, und wie die Hände seiner Kollegen mit leichtem Patschen auf den Rücken ihn und sein Atmen entspannen konnten. Niemand hat je so fokussiert mit ihr gearbeitet wie diese Atomexperten.

Jetzt, sie ist erst Mitte fünfzig, scheint es, als sei ihre eigentliche Laufbahn schon zu Ende. Auch sie definiert die Arbeit in ihrem Studio als Wissenschaft. Da ist sie wie die Physiker. Rossleigh Court ist ihr Labor. Es geht schließlich nicht nur darum, die eigenen Zipperlein zu erkunden, sondern mehr über den menschlichen Körper als solchen zu lernen. Aber in dieser Form geforscht wird bei ihr nur noch selten. Viele halten sie wohl für eine originelle Krankengymnastin. Ihre Mutter könnte recht gehabt haben: Sie kümmert sich um die Plattfüße anderer Leute. Das ist nicht das, was sie wollte.

Immer mehr New Yorkern fällt jetzt das Ein- und Ausatmen schwer. Sie haben Asthma, oft sehr heftig. Sie kommen keuchend, hustend, um Atem ringend in die Notaufnahmen der Krankenhäuser. Aber sie tauchen dort nicht nur an den Tagen auf, an denen die ganze Stadt von Smog heimgesucht wird (das Wort Smaze hat sich doch nicht durchgesetzt). Ihre Leiden sind wetterunabhängig. Vor allem Afroamerikaner und Puerto-Ricaner sind betroffen. Harlem ist die Asthmahauptstadt.

Warum ist das so? Die Diskussionen darüber sind kompliziert und von Werturteilen geprägt. Da sind die Forscher, die Asthma als psychosomatische Krankheit sehen. Sie begründen die Attacken mit Diskriminierungserfahrungen, mit der ständigen Gewalt in den Ghettos. Andere meinen, dass insbesondere Kinder von verhaltensauffälligen Müttern ein großes Asthmarisiko trügen. Überbemutterung oder zu große Distanz: Beides, sagen sie, könne Ursache der Krankheit sein. Dann ist da die Blattella germanica, die deutsche Kakerlake, das am weitesten verbreitete Ungeziefer in den New Yorker Slums. Die Schabe löst Allergien aus, die zu Asthma führen und dann wieder das Vorurteil kursieren lassen, die mangelnde Hygiene der Ghettobewohner sei das eigentliche Problem. »Cockroach« selbst, das englische Wort für Kakerlake, ist in New York eine rassistische Beleidigung für Puerto-Ricaner. Die Theorien ignorieren, dass es zumeist weiße Hausbesitzer sind, die die Mietskasernen verrotten lassen und dem germanischen Ungeziefer perfekte Lebensbedingungen schaffen.[72]

Im deutschen Kurort Freudenstadt wird 1959 zum großen Atemkongress geladen. Die Namen Gindler, Speads oder Selver stehen nicht im Programm. Aber Robert van Heeckeren, holländischer Baron und Yogalehrer, seine Schwester eine Hofdame Königin Julianas, hält einen Lichtbildvortrag über »Atemfragen beim Holzarbeiter«. Nordnorwegische Holzfäller, so hat der Fachmann herausgefunden, machen gelegentlich Pausen und nutzen diese, um tief einzuatmen. 500 Ärzte und Atemtherapeuten folgen diesen Ausführungen. Es spricht zudem der Münchner Mediziner Johannes Ludwig Schmitt, auch bekannt als »Atem-Schmitt«. Dieser sagt: »Jeder Atemlehrer, der Ihnen Sensationen verspricht, ist kein Atemlehrer.« Christa Weiß-Schroth, nicht als »Atem-Weiß-Schroth« bekannt, spricht über »Haltungsverfall und Atem-Korrektur« und darüber, dass es noch nie »so viele Haltungsgestörte« gegeben habe wie jetzt. Otto-Albrecht Isbert beklagt, ähnlich pessimistisch, »die degenerierte Atemform des abgehetzten, kurzatmigen Gegenwartsmenschen«. 1937 hat Isbert, damals noch anerkannter Geograf, ein Buch über den deutschen »Volksboden« publiziert. Den

Kongressteilnehmern in Freudenstadt empfiehlt er Yogaübungen gegen die Degeneriertheit, etwa »ein leichtes Einschnüffeln, ruckweise durch die Nase«.[73]

Eine West-Berliner Behörde korrespondiert mit Rechtsanwalt Ruge in Charlottenburg. Das Ehepaar Spitz in Manhattan korrespondiert mit Ruge. Carola bringt Kopien ihrer Zeugnisse bei und eine Kopie der »Erlaubnisurkunde des Provincialkollegiums Brandenburg, eine eigene Gymnastikschule zu eröffnen und zu betreiben«. Elsa Gindler legt eine eidesstattliche Versicherung ab, dass Carola vor 1933 »in Berlin als erfolgreiche Gymnastiklehrerin wohlbekannt« gewesen sei. Carola listet in ihrer eidesstattlichen Versicherung, beglaubigt vom deutschen Generalkonsulat in New York, ihre Kurse in Berlin auf, die durchschnittlichen Teilnehmerzahlen, die durchschnittliche Zahl von Einzelschülern, das Einzelhonorar in Reichsmark. Richard Auerbach, früher ihr Anwalt in Berlin, nun auch in New York, erklärt, Carola Spitz habe eine »Reichsfluchtsteuer von ungefähr RM 18 000« gezahlt. Otto bezeugt in einem Schreiben, dass seine Frau »ohne Rücksicht auf die Heirat« ihre Schule nach 1933 weitergeführt habe. Carola belegt ihr Einkommen in den USA, für jedes einzelne Jahr seit 1940. Am 1. September 1960 entscheidet das Entschädigungsamt Berlin, der Antragstellerin Carola Spitz, »Jüdin im Sinne der Nürnberger Gesetze«, eine monatliche Rente und eine Entschädigungszahlung zuzuerkennen.

An Elsa Gindler schreibt Carola, dass ihr »Schmerbauch« nach zwei Monaten Diät zu einem »niedlichen Schmerbauch« geworden sei. Sie berichtet ihr wieder von den Wechseljahren, die bei ihr »alle innersekretorischen Drüsen« durcheinanderzubringen scheinen. Von ihrer weiterhin nachlassenden Menstruation erzählt sie und von ihrer Freude darüber, wenn sie doch wieder einmal ihre Tage bekomme. Ihr Hals, schreibt sie, plage sie nun doch wieder und er hänge »über dem 7. Wirbel ganz nach innen«, was sie »besonders hässlich« findet, aber was anscheinend nicht mehr zu verbessern ist. Sie erzählt, wie überarbeitet sie ist und wie hektisch der Alltag einer Entspannungslehrerin in New York. Sie habe, sagt Carola, »so gar kein Talent, mich immer als Held zu fühlen«.

Adolf Eichmann sitzt 1961 in einer schusssicheren Kabine eines Gerichtssaals in Jerusalem. Fritz Spitz, Carolas Schwager, sitzt auf einem Wohnzimmersofa einer Wohnung an der West End Avenue in Manhattan. Er schaut Adolf Eichmann an, auf dem Bildschirm des Familien-Fernsehgeräts.

Fritz und seine Frau sind erst von Wien nach Amsterdam geflohen, dann nach Marseille, dann nach Nordafrika. In Marokko haben sie in einem Lager gelebt, haben es dann irgendwie geschafft, noch eine Atlantikpassage zu bekommen, und sind im Herbst 1940 in den USA eingetroffen, als es eigentlich schon zu spät war. Fritz Spitz ist ein Mann, das sagt seine Tochter Frances, den das Leben hart gemacht hat. Er wird jahrzehntelang in den USA leben und sich am Telefon noch immer mit den zackigen deutschen Worten »Spitz am Apparat!« melden. Der jungen Frances ist das unendlich peinlich. Andere Väter, amerikanisiertere Väter, sagen locker und weich »Hello?«. Als sein Bruder Otto stirbt, wird Fritz Spitz auf die Nachricht nur mit einem heftigen Einatmen reagieren. Ohne Worte. Als seine Frau stirbt, wird sich Fritz ein paar Wochen später eine neue Lebensgefährtin zulegen, nicht aus Liebe, wie er sagt, er habe als einzige Frau in seinem Leben nur die Mutter geliebt, sondern weil er eben eine Lebensgefährtin brauche.

In Jerusalem des Jahres 1961 wird der ehemalige SS-Obersturmbannführer und Leiter des Referats für »Judenangelegenheiten« im Reichssicherheitshauptamt zu seiner Rolle in der massenhaften Ermordung der europäischen Juden befragt. Er gibt Auskunft. Dann hört Frances erst einen lauten Knall, dann das Splittern von Scherben, weil Fritz Spitz die Wohnzimmerlampe genommen und in den Fernseher geworfen hat. Genau auf Adolf Eichmann. Spitz am Apparat.

Sechs Anzeigen für New Yorker Fernsehgeschäfte finden sich auf Seite 11 der deutsch-jüdisch-amerikanischen Zeitung *Aufbau* vom 3. Februar 1961. Über den Annoncen erscheint Carola Speads' Nachruf auf Elsa Gindler. Ihre Ideen, schreibt Carola, hätten sich »über die ganze Welt verbreitet«. Sie seien »in die moderne Erziehung eingegangen«. Sie nennt Gindler »ein Genie«, unterstreicht aber auch ihre menschliche Seite, ihre Aufrichtigkeit, Loyalität, Integrität. Gindler habe Lebensmittelpakete an jüdische Schüler in Konzentrationslagern geschickt und bis 1938 Juden und Nichtjuden gemeinsam unterrichtet. Sie habe Gindler nach dem Krieg als »krank, wohnungslos, arm und niedergeschlagen« erlebt, dann aber wieder als intensiv arbeitend: »jedes Arbeitsjahr klarer als das vorgehende«. Carola betont, wie beglückt Gindler gewesen sei über die Entwicklung Israels als eines »Landes der Jugend und der Zukunft«. Im *Aufbau* entsteht das Porträt einer konsequenten, starken Frau. »Es waren faszinierende Jahre«, schreibt Carola Speads, »und ich gedenke ihrer mit Wehmut und großer Dankbarkeit.«

Carola und Charlotte reden nicht mehr miteinander. Das ist definitiv. Charlotte lernt, das ist ebenfalls sicher, die bedeutenderen Menschen kennen als Carola. Erich Fromm nimmt eine Privatstunde pro Woche bei ihr. Fritz Perls bucht Stunden, der Mitbegründer der Gestalttherapie und Gatte von Laura Perls, Therapeutin von Starautor Norman Mailer. Charlotte macht die Bekanntschaft von Alan Watts, dem berühmtesten Buddhisten Amerikas. Sie liest sein Buch *The Spirit of Zen*, beginnt mit ihm zusammen zu unterrichten. Mal finden die Selver/Watts-Kurse in New York statt, mal bei ihm daheim – auf seinem Hausboot in Sausalito, Kalifornien. Charlotte fliegt zwischen Ostküste und Westküste hin und her. Ihre Kurse heißen nicht mehr »Atmen«, »Entspannung« oder »Augen und Hals«. Sie heißen »Sich bewegende Ruhe«, »Die Einheit von Gegensätzen« oder »Das Tao in Stillstand und Bewegung«. Sie mischt deutsche Achtsamkeitsgymnastik mit amerikanisch-buddhistischer Poesie. So wird sie zur Millionärin werden.

Carolas Partner ist der Börsenmakler und einstige Zigarettenfabrikant Otto Spitz. Charlottes neuer Freund ist der Lebenskünstler Charles Brooks. Er ist der Sohn eines Pulitzer-Preisträgers, hat einen Harvard-Abschluss und hat sich für das scheinbar einfache Leben entschieden. Ist Möbeltischler geworden. Tanzt gern und viel, wohnt in einem Loft im Village, schmeißt dort wilde Partys. Ließ sich von einem Freund von dieser Frau erzählen, deren Unterricht dafür gesorgt habe, dass jene Faust in seinem Magen verschwunden sei, die er vorher immer dort gespürt habe. Charles kam mit, hörte Charlotte zu. Sie fragte in den Raum: »Fühlt ihr, worauf ihr steht?« Und erwartete keine Antwort. Er wurde ihr Schüler, ihr Liebhaber, ihr Mitarbeiter, tritt an Alan Watts' Stelle.

Charlotte hat der Arbeit einen neuen Namen gegeben. Offiziell unterrichtet sie nun »Sensory Awareness«. Elsa Gindler hat davon noch erfahren und mit Charlotte gebrochen, kurz vor ihrem Tod, weil die Arbeit nur die Arbeit ist und niemals einen Namen haben darf. Damit kann Charlotte anscheinend leben. Im Winter geben Charles und sie Kurse für sinnliche Achtsamkeit in einem Dorf in Mexiko, im Frühjahr an der kalifornischen Küste, im Sommer auf einer Insel vor Maine.

Weil Charlotte immer schwerhöriger wird, übernimmt Charles die Aufgabe, den Äußerungen der Schüler zuzuhören und sie ihr im Seminar zuzutragen. Aber das ist gar nicht so oft nötig. Die meisten Wortbeiträge kommen von Charlotte selbst. Sie verkündet, dass einen beim Spülen die dreckigen Teller darum bitten, gespült zu werden, und dass man, sinnlich achtsam spülend, die Wärme des Wassers spürt und das Material der Teller, ihr Gewicht, den Raum, die Luft, und dass dann, beim Spülen, das »Herz lächelt«. Dass jeder Grashalm sich anders im Wind bewegt und deshalb auch jede Art zu atmen anders ist. Dass man vielleicht dahin kommen könnte, nicht selbst zu atmen, sondern: geatmet zu werden.[74]

Als Charlotte und Charles heiraten, 1963, haben Carola und Otto andere Probleme, als geatmet zu werden. Ein gewisser Tino De Angelis, Klient von Ira Haupt, Ottos Firma an der Wall Street, hat eine Entdeckung gemacht. Es lässt sich eine Menge Geld verdienen, wenn man der Welt vorgaukeln kann, dass man über eine große Menge von Rohstoffen verfügt. Etwa: Salatöl. Auf der Basis dieser vermeintlichen Rohstoffschätze, zum Schein aufbewahrt in gigantischen Tanks, kann man sich eine Menge Geld leihen und so sehr viel Profit machen, wenn man nur belegen kann, dass man die Rohstoffe auch wirklich besitzt. Das kann man, wenn man Tino De Angelis heißt, über eine gewisse kriminelle Energie verfügt und die Tanks mit Wasser füllt statt mit Öl. Wenn jemand nachschauen kommt, wie es denn so ist mit all den Rohstoffen, gießt man ein wenig Öl auf das Wasser. Weil Öl nun einmal oben schwimmt, foppt das die Inspektoren und ermöglicht weiteres Geldverdienen. Schließlich hat man dann als Tino De Angelis mehr fiktionales Speiseöl als die gesamten Vereinigten Staaten reales Speiseöl besitzen. Niemand merkt das, bis es doch auffällt, die Aktienmärkte fast

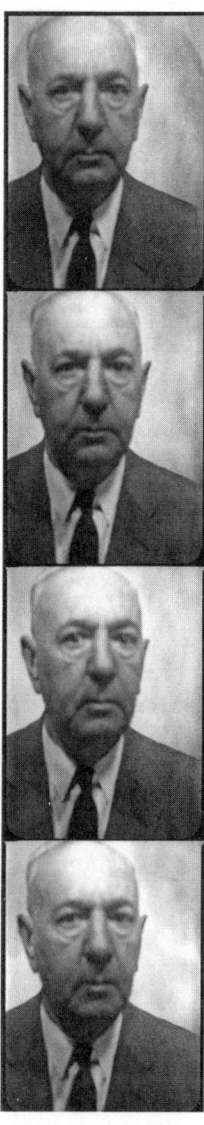

Otto Spitz in den
sechziger Jahren.

zusammenbrechen und die Firma Ira Haupt, Arbeitgeberin von Otto Spitz, 251 Central Park West, Maklerin des Tino De Angelis, nun in Untersuchungshaft, vom Handel an der Wall Street ausgeschlossen wird.[75] Otto Spitz, 76 Jahre alt, muss sich noch einmal eine neue berufliche Zukunft suchen.

Susan Elrauch träumt davon, Opernsängerin zu werden. Sie ist ein Teenager in Flatbush, Brooklyn. Sie singt, wenn sie abwäscht. Sie wäscht viel ab. Und sie hat eine wunderschöne Stimme. Die Nachbarn hören sie singen und empfehlen den Eltern, ihr Talent zu fördern.

Susans Mutter ist Sekretärin. Ihr Vater sortiert nachts Briefe bei der Post. Tagsüber schläft er. Wenn er doch einmal wach ist, sagt er Susan, dass man sich mit dem begnügen solle, was man hat. Flatbush produziert keine Opernsängerinnen.

Weil die Nachbarn insistieren, bekommt Susan dennoch Gesangsstunden. Sie beginnt ihre Bühnenkarriere. Bei den Spendensammelnachmittagen jüdischer Wohlfahrtsorganisationen tritt sie auf. Erst gibt es Kaffee und Kuchen, dann greift Susan zur Gitarre und singt »Donna, Donna, Donna« und die »Moorsoldaten«. Oder »Tumbalalaika«: von dem Jüngling, der fragt, was brennen kann, ohne aufzuhören, und dem Mädchen, das ihm antwortet: »Libe kon brennen un nit ojfheren!« Susan geht zum kostenlosen City College of New York, legt einen B. A. in Politikwissenschaften und Geschichte ab, will aber nur singen. In Clubs im Village präsentiert sie Folksongs zur Gitarre. In diesen Läden tritt auch Bob Dylan auf. Susan möchte einiges mehr mit ihrer Stimme anstellen als Dylan. Aber ihre Gesangslehrerin, emigriert aus Deutschland, moniert ihre Technik. Was will sie mit den langen Passagen machen, die Atem brauchen? Was ist mit dem Einatmen? Daran muss sie arbeiten. Sie empfiehlt ihr Carola an der Upper West Side.

Schon in der Umkleidekabine wird Susan klar, dass sie nicht mehr in Flatbush ist. Carolas Klienten sind Künstler, Akademiker, wohlhabende Leute. Eine ganz andere Schicht. Aber dann sitzt Susan auf der Matte, atmet, blickt auf die Lehrerin. Und ist gefesselt. Carola interessiert sich anscheinend tatsächlich für die Erfahrungen ihrer Schüler. Sie scheint wirklich zu wollen, dass diese Leute, in ihren Badeanzügen und Badehosen, Veränderungen in sich erspüren. Dass es ihnen besser geht. So komplett anders wirkt sie als die Gesangs- und Klavierlehrerinnen, die Susan kennt. Sie hat nichts Autoritäres. Sie sagt nie: Mach es genau so und mach es nicht so. Nach der Probestunde fühlt sich Susan wie high. So viel Sauerstoff hat sie im Blut. Aber leisten kann sie sich diese Stunden nicht. Sie sind ein Vergnügen für die Oberschicht.

Mit dem Bau eines Zauns beginnt das Therapeutische Zeitalter: im Jahre 1961, bei Big Sur, Kalifornien. Hinter dem Zaun entsteht das Esalen-Institut. Ausgesperrt werden die schwulen Männer, die sich hier in der prätherapeutischen Epoche zum Baden trafen. Die von Esalen angebotenen Seminare führen, das sagt der erste Werbeprospekt, in »ein neues Verständnis des menschlichen Wesens« ein. Ein Yogi und ein Schamane gehören zum Lehrkörper. Man geht selbstbewusst davon aus, die größten menschheitsgeschichtlichen Veränderungen seit der Renaissance vorzubereiten: mit Konzepten jenseits von Psychoanalyse und Behaviorismus, mit Ideen, die Menschen gesund machen, sie wachsen lassen, ihre psychischen Potenziale erschließen. Wenn es dafür bewusstseinserweiternde Drogen braucht, dann werden auch diese eingesetzt.

Nur ein Jahr vergeht, und das Institut engagiert Charlotte Selver. Sie gibt Achtsamkeitsworkshops mit Blick auf den Ozean. Bis sie 99 Jahre alt ist, wird sie hier unterrichten. Als noch sehr frische Esalen-Dozentin nimmt sie LSD. Es ist, sie ist Mitte sechzig, das erste Mal für sie. Charlotte kündigt an, von den Klippen zu springen und über den Pazifik zu fliegen. Aber sie springt nicht.

Jeder Mensch, so glaubt man in Esalen, trage eine Art »göttlichen Funken« in sich. Es komme nur darauf an, ihn in sich selbst zu entdecken. Der Haus-Masseur Bernard Gunther nimmt Charlottes Methoden des Sich-Spürens auf und verwandelt sie in das, was als die Esalen-Massage bekannt wird. Geknetet wird nicht, nur sanft geklopft. Kerzen flackern. Öl rinnt. Gunther erfindet auch das »Gunther Sandwich«, das daraus besteht, dass sich nackte Menschen gruppenweise so nah wie möglich hintereinanderlegen. Weitere beliebte Übungen sind das »kontemplative Kaffeetrinken« und das gegenseitige Shampoonieren.[76] Zukünftige Historiker werden Esalen untersuchen und von einer »religion of no religion« sprechen und vom Anbruch einer neuen Ära, in der man für spirituelle Erfahrungen bezahlen muss. Erst ab einem gewissen Kontostand lässt sich der göttliche Funken entzünden.[77]

Carola wird nicht nach Esalen eingeladen. Sie wird sicher von Charlottes steilem Aufstieg hören, von ihren engen Beziehungen zu den größten Namen ihrer Zeit. Sie wird mitbekommen, dass Charlotte und Charles ständig zwischen Ostküste, Westküste und Mexiko pendeln: ein unkonventionelles, streitbares, kreatives Paar. Otto und Carola steigen ebenfalls gelegentlich ins Flugzeug. Sie reisen, um im Schwarzwald oder um Gstaad herum händchenhaltend spazieren zu gehen.

Materiell haben sie Mitte der sechziger Jahre keine Sorgen mehr. Otto hat nach der Salatölkrise eine andere Firma an der Wall Street gefunden. Ein paar Jahre noch macht er gute Geschäfte. Carola unterrichtet – wenn auch, so scheint es, mit so viel weniger Ehrgeiz als Charlotte. Unklar ist, ob Carola das als angenehm empfindet oder als beengend. Ob sie gern mehr arbeiten würde. Ob sie für Otto das Opfer bringt, sich professionell einzuschränken. Oder ob sie in dieser Zeit, sie ist noch so agil, vielleicht doch mehr machen will aus ihrem Nachdenken über das Atmen, das Spüren, die Zusammenhänge zwischen Körperarbeit und Psychoanalyse. Sie ist Mitte sechzig. Sie tut das, was für Menschen in ihrem Alter normal ist: Sie beginnt den Ruhestand. Vorträge hält sie kaum noch, wirbt nicht mehr um Schüler. Wenn sie nun mit dem Bus nach Yorkville fährt, auf die andere Seite des Parks, kauft sie sich dort deutsche Kreuzworträtselhefte.

Susan aus Flatbush spielt Sommertheater im Kurort Saratoga Springs. Sie geben *Anything Goes* und *Marat/Sade*. In diesen Stücken hat sie Nebenrollen. Ihr Vater, besorgt um seine Tochter, hat seine Kontakte genutzt, um ihren ersten Sommer in der Freiheit so unfrei wie möglich zu gestalten. Er hat beim Postamt von Saratoga Springs angerufen und über die Kollegen dort ein Zimmer bei einer alten Dame am Stadtrand angemietet. Dort lebt Susan isoliert von ihren möglicherweise unsittlichen Theaterkollegen.

Aber sie nutzt das Alleinsein für sich. Jeden Morgen sitzt sie in ihrem Zimmer und atmet, so wie Carola Speads es ihr beigebracht hat. Sie achtet auf die Luft, die in sie einströmen soll. Atmet ganz normal ein, nicht besonders tief. Macht die Lippen fest zu und bläst durch eine winzige Öffnung aus. Macht »Sssssssss«. Oder »Fffffffff«. So trainiert sie ihr Zwerchfell. Sie sitzt, auch das ist Carolas Lektion, auf ihren Sitzknochen, was ihre Haltung verbessert. Eine Hauptrolle spielt sie doch in diesem Sommer: In *Kismet* ist sie jene wunderschöne Poetentochter, die sich unsterblich in den Kalifen verliebt, obschon dieser mindestens eine der drei sinnlich tanzenden Prinzessinnen von Ababu heiraten soll.

Frances, Carolas Nichte, erscheinen Onkel und Tante in dieser Zeit als extrem altmodisch. Otto trägt immer Anzug, Krawatte und Hut. Den grauen Hut zum grauen Anzug. Den braunen Hut zum braunen Anzug. Carola trägt immer Kleider, nie Hosen. Ein Zeichen, denkt Frances, für ihre Rückständigkeit. (Carolas Schülerinnen werden später erzählen, dass Carola immer Hosen getragen habe, nie Kleider. Was ein Zeichen für ihre Progressivität gewesen sei.)

Wenn man jetzt Central Park West kreuzt und ins Grüne weiterläuft, sieht man nicht nur Zweige, die sich im Wind bewegen. Marihuanaschwaden ziehen über die Wiesen. Es gibt Be-ins und Gay-ins. Nackte Paare laufen ins Gebüsch und kommen einige Zeit später mit verändertem Gesichtsausdruck wieder heraus. Martin Luther King jr. führt 1967 mehr als 100 000 Menschen durch den Park, um gegen den Vietnamkrieg zu protestieren. Der Rauch von verbrannten Einberufungsbefehlen und glimmenden amerikanischen Flaggen steigt auf. Die Protestierenden fragen den Präsidenten rhythmisch, wie viele junge Leute er heute getötet habe. Die Bewohner der gediegenen Hochhäuser am Central Park West erkundigen sich bei der New Yorker Stadtverwaltung, warum sich in »ihrem Park« niemand mehr anständig benehmen könne.[78]

Frances sitzt bei Familienfeiern, hört Carola und Otto reden, und vermisst jedes Interesse für die Probleme der Zeit. Eine Task Force des Bürgermeisters hat 1966 ihren Bericht zur Luftverschmutzung in New York veröffentlicht. Giftige Gase verpesten die Stadt: Schwefeloxide, Stickoxide, Karbonmonoxid. Die Task Force betont, dass das Überleben dieser Metropole nur geografisches Glück sei: Läge sie in einem Tal, dann würde es längst keine New Yorker mehr geben.[79] Wenn Carola gefragt wird, ob ihre Atemübungen bei dieser Luftverschmutzung nicht schädlich seien, antwortet sie knapp, dass die Vorteile der Sauerstoffaufnahme die Nachteile der Abgase stets überwögen.

Was mit dem Land geschieht, was in New York vor sich geht, in ihrem Viertel? Mit Otto und Carola gibt es keinen »political talk«, sagt Frances, keinen »community talk«. Die Hafenanlagen werden stillgelegt, die Textilindustrie verlässt die Stadt, die Druckindustrie. New York verliert Hunderttausende Arbeitsplätze, geht fast bankrott, entlässt Lehrerinnen, Müllmänner, Sozialarbeiter, spart bei der U-Bahn, den Bussen, der Polizei. Die Zahl der Morde in der Stadt liegt seit 1969 konstant bei über eintausend pro Jahr. Die Schere der Ungleichheit geht auseinander. Einzelne Viertel Manhattans sind unbezahlbar. Hierhin zieht sich die Elite zurück. Andere Gegenden, in Brooklyn, in der Bronx, verkommen in Armut und Angst.[80] Die Luft wird besser werden, weil die Fabriken die Stadt verlassen haben und weil es nun Gesetze gegen Luftverschmutzung gibt. Nach liegengebliebenem Müll stinkt es aber mehr denn je. Darüber schweigt man bei Familienfeiern.

Frances' anscheinend doch auf irgendeine Art wichtige Tante Carola gibt gelegentlich Interviews. In ihren öffentlichen Aussagen geht es nicht um Krieg, nicht um Armut, nicht um Umweltgifte, sondern darum, dass man alle ein bis zwei Tage die Absatzhöhe seiner Schuhe verändern solle, um die Wadenmuskulatur zu stärken. Ihre Tante empfiehlt zudem, in orthopädisch ungesunden Kinosesseln die Handtasche zwischen Rücken und Lehne zu stellen. Das optimiere die Sitzhaltung. Man solle, wenn die Handtasche dann hinter einem liege, die Trageriemen zwischen den Sitz und das eigene Hinterteil klemmen. So erschwere man Taschendieben die Arbeit. Das zumindest ist ein Kommentar zum Anstieg der Kriminalitätsrate.

Die Sängerin Susan kommt zurück zu Carola. Zweiunddreißig Jahre lang wird sie ihre Schülerin sein, auch wenn die Stunden zu teuer für sie sind. Sie nimmt zusätzliche Jobs an, um sich diesen Luxus leisten zu können. Englischkurse für Immigranten gibt sie, übt mit ihnen Vokabeln, Grammatik, unregelmäßige Verben, läuft dann zur U-Bahn, rumpelt durch die Stadt, steigt an der 86. Straße die Treppe hoch, tritt in den Lift, wird von der Lehrerin zur Schülerin. Sie erlebt diese Frau mit ihrem leicht deutsch gefärbten Englisch, die alles darauf auszurichten scheint, dass die Menschen bei ihr eine besondere Erfahrung machen. »No expectations«, sagt Carola. »Simply notice what is.« Interessiert zu sein: Das ist das Ziel, das sie vorgibt. Neugierig zu sein. »It's an experiment«, sagt sie. »Be openminded.« Und Carolas Stimme ist so angenehm.

Wegen der Qualitäten ihrer eigenen Stimme wird Susan von der City Opera engagiert. Sie ist aus Flatbush und doch Opernsängerin. Niemand hätte damit gerechnet. Nur sie selbst. Aber vor den Vorstellungen sitzt sie in der Garderobe und leidet. Es ist eine Kombination aus Lampenfieber und der begründeten Angst vor dem ersten hohen C. Es könnte ja sein, dass sie an diesem Abend das hohe C nicht schafft. Es könnte durchaus sein.

Das ist der Moment für Carolas Übungen. Jetzt heißt es, den Atem zu finden. Aufzustehen, so verkrampft Susan auch ist, herumzugehen in der Garderobe, mit erhobenen Armen, weil sie so das Herz entspannt, weil sie dann mit der Schwerkraft arbeitet, nicht gegen sie, und das Blut aus den Armen nach unten fließt. Luft zu holen. Auszuatmen. All das macht Susan, und dazu, auch das hilft, laut Carola, hüpft sie noch ein bisschen, die Arme noch immer in die Luft gereckt, hüpft und hüpft, damit sich die Schultergelenke lockern und sie der Schwerkraft die Arbeit weiter erleichtert. Jahrzehnte später, als ehemalige Opernsängerin, wird sie einräumen, dass das Armheben, Hüpfen, Mit-der-Schwerkraft-Kooperieren vielleicht nur dazu da war, sich abzulenken – von der Angst vor dem hohen C. Aber selbst wenn es so war, sagt Susan: Carola hat ihr Leben verändert.

Im Studio der Körperlichen Umerziehung steht nun ein Korb mit original japanischen Rückenklopfern. Manchmal wird Bernice Selden damit bearbeitet, Bibliothekarin, Kinderbuchautorin, Mitglied der Kommunistischen Partei Amerikas. Manchmal klopft man auf die Kunsttherapeutin Edith Kramer. Manchmal auf den Kunsthistoriker Philip Gould. Auch er besucht Carolas Kurse mehr als dreißig Jahre lang. Er hebt das Knie, gegen die Schwerkraft. Senkt es, mit der Schwerkraft. Sitzt im Licht, das durch die Fenster strömt. Bewegt die Schulter ein bisschen in die eine Richtung und dann wieder zurück. Dann fragt er sich, wie sich das angefühlt hat.

Carola sagt, man solle nichts Heldenhaftes tun. Nichts Ambitioniertes: Let the body do its own thing. Das ist schwierig, sagt Philip, für einen auf Ehrgeiz getrimmten New Yorker wie ihn. Aber dann fühlt er sich so leicht, wenn er das Studio verlässt. Er schreitet davon, mit federnden Schritten, und sieht, so sagt er, nach neunzig Minuten Carola die Welt als einen wundervoll freundlichen Ort.

Damals in Berlin, im Austausch mit Otto Fenichel, wollte Carola Joseph verstehen lernen, was Menschen an ihrer Freiheit, ihrem Selbstausdruck behindert. Dann lernte sie die Welt als einen gar nicht freundlichen Ort kennen. Hier in New York hat sie sich zurückgezogen: in das Studio, vom wissenschaftlichen Austausch, von der Sprache selbst. Sie schweigt viel und ihre Klienten scheinen das zu mögen. Es gibt ihr diese sphärische Aura. Das hilft ihnen beim Stillsein, beim Atmen, beim Sich-besser-Fühlen.

Charlotte Selver dagegen spricht. Ständig. Auch bei ihr sitzen, stehen, liegen die Klienten und versuchen, sich so sensibel wie möglich zu spüren. Aber während sie das tun, gibt Charlotte eine Lebensweisheit nach der anderen von sich. Wenn sie einen Kurs zum Atmen abhält, sagt sie Dinge wie: Die Luft ist ein Gast, der kommt und wieder geht. Oder: Zenmeister Suzuki Roshi hat keine Rosinen im Kopf. Oder: Meine kleine Katze ist eine wundervolle Lehrerin für mich. Niemanden scheint das zu stören. Im Gegenteil: Irgendwann wird man Kassetten mit Tonaufnahmen von Charlottes Kursen kaufen können.

Carola ist stiller, unscheinbarer. Dennoch kommt eines Tages eine Journalistin aus dem Aufzug, um sich bei ihr beklopfen zu lassen. Sie hat einen verspannten Kiefer, weiß das aber nicht. Carola bemerkt es gleich. Also setzt sie eine Kieferentspannungsübung an, die tatsächlich die Mundpartie der Reporterin lockert. Auch das sieht Carola sofort. Die von dieser unfassbaren Beobachtungsgabe höchst beeindruckte Autorin berichtet im Mai 1970 den Leserinnen der amerikanischen *Mademoiselle* aus 251 Central Park West. Sie zitiert Carolas Ansicht, dass Sensory Awareness, Charlotte Selvers Methode, keinen Sinn habe. Und sie nennt Carola einen »Guru«.

Carolas Enkel Steven, Doktorand, bekommt ein Geburtstagspäckchen von seiner Großmutter und beginnt es zu öffnen. Nach vier Jahren im Kibbuz ist er kürzlich aus Israel zurückgekommen. Sein Verhältnis zu seiner »Omi« ist ein bisschen problematisch. Als Jugendlicher hat er dagegen protestiert, dass sie sich, als jüdische Familie, Jahr für Jahr in Rossleigh Court um einen Christbaum herum versammelten. Das erschien ihm als Beleidigung seiner Identität. Wenn Steven über das Atmen nachdenkt, fallen ihm nicht Cocktail-Strohhalme ein. Er denkt daran, wie der Schöpfer Adams Leben in den ersten Menschen blies. Ihm kommt in den Sinn, dass man zum Ende des Shabbat das Aroma von Gewürzen einatmet.

In Carolas Paket findet Steven eine Haggada aus dem Jahre 1781, gedruckt in Amsterdam. Sie stammt aus der Familie ihrer Mutter. Man benutzt die Haggada am Sedertisch, beim Essen, am Vorabend des Pessachfests: als Geschichtensammlung und weil sie die Rituale vorgibt. Die Haggada ist ein Buch für Kinder und ein Buch für Wissenschaftler. Man kann sich einfach davon fesseln lassen oder dazu philosophieren. Die Geschichte des Exodus der Israeliten aus Ägypten wird durch das Vorlesen und durch das Mahl zu mehr als nur einer Geschichte der anderen, den von den jetzt Speisenden durch die Zeit getrennten Israeliten, sondern zu einer Geschichte derer, die in diesem Moment, Tausende Jahre später, bei Tisch sitzen und essen. Sie wird zu einer Geschichte des »Wir«. Alle nehmen, indem sie lesen, am Exodus teil. Weil die Haggada auf dem Tisch liegen muss, weil Kinder sie anschauen, weil schon einmal ein Glas Wein umfällt, haben die Bücher oft Flecken und andere Schäden. [81] Aber das Exemplar, das Carola ihrem Enkel vererbt, ist bemerkenswert gut erhalten. Das Haus Spitz hat dem Seder nie viel Beachtung geschenkt.

Seine Omi schickt Steven von nun an zu jedem seiner Geburtstage Bücher aus der jüdischen Tradition. Auch die Gesamtausgabe der Schriften Theodor Herzls erhält er von ihr. Er kennt ihre Wohnung von Kindheit an, hat sich von klein auf für das Judentum interessiert, aber diese Bände nie bei ihr gesehen. Er hat bei ihr in Freuds Werken herumgeblättert. An medizinische Fachliteratur erinnert er sich und an kulturtheoretische Schriften. Er hat hier ein handsigniertes Buch von Anaïs Nin in der Hand gehalten und daraus geschlossen, dass die für ihr reiches Liebesleben bekannte Autorin sich zwischendurch Zeit genommen haben muss, um in Carolas Studio zu atmen. Durch einen Strohhalm, wer weiß. Aber Herzls Werke hat er nie bemerkt und sicher keine Haggada. Erst nach ihrem Tod wird er der Sache auf die Spur kommen, als er mit seinen Brüdern die Wohnung der Großmutter ausräumt. Die jüdischen Schriften standen immer in der zweiten Reihe ihres Bücherregals.

In den siebziger Jahren breitet sich die therapeutische Kultur in den gesamten USA aus. Die Zeit der politischen Bewegungen scheint vorbei zu sein. Es wirkt jetzt etwas altmodisch, die Welt verändern zu wollen. Nun geht es eher darum, sich um sich selbst zu kümmern. Man versucht es mit Meditation oder mit Joggen, mit Bioenergetik, Akupunktur, Tai-Chi oder Yoga. Rolfing ist eine Möglichkeit, entwickelt von Ida Rolf, die Feldenkrais-Methode von Moshé Feldenkrais, die Ilana-Rubenfeld-Methode von Ilana Rubenfeld. Irgendjemand hat immer einen neuen Ansatz oder eine Geschäftsidee zur Selbstverbesserung. Am Pazifik lockt Esalen, wenn man es sich leisten kann.

Über diese Trends kann man sich ärgern. Der Historiker Christopher Lasch attackiert die gesamte bioenergetisch rolfende Kehrtwende Amerikas und sieht eine Gesellschaft vor sich, die jeden Sinn für kollektives Handeln verloren habe. Das Therapeutische eröffne weder gesellschaftliche Visionen noch politische Möglichkeiten. Es biete nur »mentale Gesundheit« an, für das narzisstisch denkende Selbst. Mit dieser Einstellung, sagt Lasch, laufe Amerika auf ein »Zeitalter schwindender Erwartungen« zu.[82] Je höher das Ansehen der Achtsamkeit, desto näher rücke der Kollaps der Gesellschaft.[83]

Man kann diese Entwicklungen aber auch begrüßen – oder einfach für sich nutzen. Peter Workman, sieben Jahre jünger als Lasch, geht die Sache so an. Er hat 1968 seinen eigenen Verlag gegründet. Das erste dort erschienene Buch, ein 28 Tage umfassender Übungsplan für Yogaanfänger, ist so erfolgreich, dass es noch fünfzig Jahre später immer neue Auflagen erleben wird. Workman erfindet zudem den Tischkalender mit 365 abreißbaren Seiten pro Jahr. Er bringt ein Cartoonbuch für Katzenliebhaber auf den Markt, das *Cat* heißt, und entwirft, als es sich wenig befriedigend verkauft, das Produkt promotende Katzenkaffeetassen, Katzenkissen, Katzenkalender und schickt seine Mitarbeiter zwecks Öffentlichkeitsarbeit zur großen Rassekatzenschau im Madison Square Garden. 1984 nimmt er den selbsttherapeutischen Schwangerschaftsratgeber *What to Expect When You're Expecting* ins Programm. Dieser wird sich mehr als fünfzehn Millionen Mal verkaufen und noch ein Jahrzehnt später von dreiundneunzig Prozent aller Schwangeren in den Vereinigten Staaten gelesen werden.[84]

Mitte der siebziger Jahre trifft Peter Workman eine Frau, die bisher nicht als Autorin in Erscheinung getreten ist. Sie kennt sich allerdings mit einer Sache aus, die noch viel mehr verspricht als seine anderen Projekte. Viele Amerikaner machen Yoga. Viele Amerikanerinnen sind schwanger oder werden es vielleicht einmal und zahlreiche Amerikaner kennen eine schwangere Amerikanerin oder haben mit ihrer Schwangerschaft sogar direkt etwas zu tun. Sehr viele Amerikaner haben oder kennen Katzen. Doch das ist alles nichts im Vergleich zum Atmen. Denn das macht nun wirklich jeder. Und wer es nicht macht, nicht mehr macht, kauft ohnehin keine Bücher. Peter Workman ermuntert Carola Speads also, ein Buch über ihr Fachgebiet zu schreiben. In seinem eigenen Verlag wird es nicht erscheinen. Aber Harper & Row, im Geschäft seit 1817, erwartet ihr Manuskript.

Sie schreibt in ihrem kleinen Arbeitszimmer. Über dem Schreibtisch hängt ein Bild ihrer Mutter. Auf dem Tisch stehen medizinische Handbücher. Sie will, vielleicht hat Workman ihr das mit auf den Weg gegeben, durchaus einen hilfreichen Ratgeber verfassen. Aber leicht machen möchte sie es den Leuten auch nicht. Sie ist nicht Charlotte. Sie schreibt nichts vom Geschirrspülen mit lächelndem Herzen, nichts von Grashalmen. Erst einmal arbeitet sie die Theorie auf. Mit den auf das Atemzentrum einwirkenden Stimuli befasst sie sich und weist darauf hin, wie schwierig es sei, Routinen zu verändern. Es gebe ohnehin nicht die eine, beste Art zu atmen, sondern nur der jeweiligen Situation angemessene Versionen.

Sie empfiehlt den frühen Morgen als passende Uhrzeit für Atemübungen. Man solle sich einen ruhigen Ort ohne Zugluft suchen: angenehm temperiert, nicht zu kalt. Je weniger Kleidung man trage, desto mehr Luft treffe auf die Haut. Schon das sei ein Anreiz zur Atmung. Zum Schneidersitz rät sie, auf einer Matte, barfuß. Vielleicht mit dem Rücken gegen die Wand gelehnt, vielleicht ohne Wand. Fünf Minuten lang könne man atmen, zehn Minuten lang, eine halbe Stunde oder länger. Vielleicht nicht allzu lange. Atmen sei »kein Härtetest«. Aber ganz ohne Geduld gehe es auch nicht. Sie sagt: »Flattern Sie nicht wie ein Schmetterling von einem Experiment zum anderen.«

Als sie all das erklärt hat, das Fundament gelegt ist, bringt sie die Experimente zu Papier. Sie beschreibt das Strohhalm-Experiment und das Klopf-Experiment, das Experiment mit offenem Mund und das mit dem scharfen »S«, das Hauchen auf den Handteller, die Druck-Experimente, die Lehn- und Beuge-Versuche, das Summen, das Strecken. Sie gibt Alltagstipps für zukünftige Nichtraucher (Strohhalm/Zigarettenspitze), für Kurzatmige (Haaa-Ausatmung), für Reiseübelkeitsopfer (Summ- oder Ssss-Exhalation) und für Atmende mit Abnehmwunsch (bei Heißhunger statt der Einnahme eines Snacks empfohlen: drei bis fünf Minuten Ssss- oder Strohhalmatmung). Leser mit Kopfschmerzen ermuntert sie, sich mit einer Hand

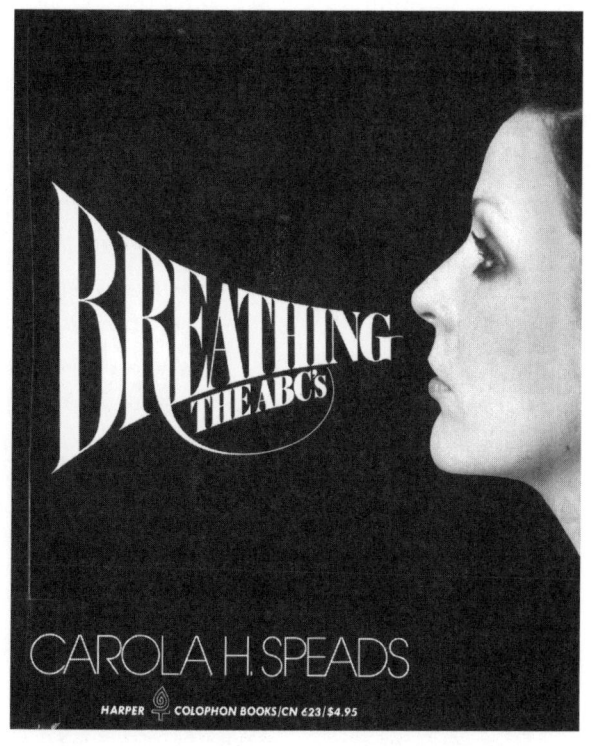

Carola Speads' Debüt: *Breathing: The ABCs* (1978).

ein Stück Haut zu greifen, vom Brustkorb oder vom Rücken, nicht vom Bauch, es ein Stückchen vom Körper wegzuziehen, bewusst Luft zu holen und die Hautfalte dann behutsam wieder loszulassen, wenn der Atem tiefer geworden sei. Und das zu wiederholen, mehrfach. Das Experiment funktioniere, sagt sie, wie wenn man einen zu strammen Gürtel lockere: Manchmal sei einem der ganze Körper zu eng.

Leserinnen mit Kreativblockaden rät die Atemexpertin, sich ein Lieblingsexperiment auszusuchen und daran zu arbeiten, bis das Luftholen hindernisfrei funktioniere. Wer gestört und unbefriedigt atme, von dem seien Ideen und Produktivität kaum zu erwarten. Das Heben und Schieben schwerer Gegenstände sei die einzige Aktivität, die vom Luftanhalten profitiere. Ganz am Ende zitiert sie eine Schülerin: Mit dem von ihr, Carola Speads, verbesserten Atem zu leben, das sei wie »ein Blick ins Paradies«.

Im November 1978 kommt *Breathing: The ABCs* auf den Markt. Vierundfünfzig Jahre sind vergangen, seit die Pössenbacher Buchdruckerei und Verlagsanstalt Carola Joseph erstmals in Berlin anschrieb, um sie als Autorin zu gewinnen. Nun ist sie siebenundsiebzig Jahre alt. Sie hat dem Berliner Amt für Entschädigung zwanzig Jahre zuvor per eidesstattlicher Erklärung versichert, dass sie ihre berufliche Tätigkeit in kürzester Zeit aus Altersgründen werde einstellen müssen. Auf dem Cover ihres Debüts erscheint vor schwarzem Hintergrund eine dunkelhaarige junge Frau im Profil, ihre Wimperntusche prägnant, ihre Lippen leicht geöffnet.[85] Aus ihrem Mund schwebt der Titel des Werks in weißen Lettern ins Dunkel. Vielleicht merkt die Welt jetzt, dass Carola mehr ist als ein Guru.

4. Die Liste der jüdischen Gymnastiklehrerinnen

Das Jahr 1933 beginnt. Carola hat einen neuen Übungsraum und einen neuen Namen. Man findet sie nun in der Carmerstraße, ein paar Minuten vom Bahnhof Zoo entfernt. Otto, den freundlichen Tschechen, hat sie im November 1932 geheiratet. Die Flitterwochen haben sie in Paris verbracht. Jetzt heißt sie Carola Spitz und ist Mutter einer neunjährigen Tochter. Sie hat Dorothea adoptiert. Die Wohnung ist groß genug für drei Personen und ein Gymnastikstudio. Wohl weil sie nun verheiratet ist, macht ihre Mutter den Bruch zwischen ihnen wieder rückgängig.

Carola arbeitet auch für Elsa Gindler, in der Kurfürstenstraße. Mittwochnachmittags übernimmt sie ihre Kurse. Zudem leitet sie eine Gindler-Männergruppe an. Niemand sonst, das meint jedenfalls Carola selbst, hat ein so festes Verhältnis zu Gindler wie sie. Es gab diesen Moment in einer Kursstunde im April 1929, als sie alle auf dem Boden saßen, bei irgendeiner ruhigen Übung und Elsa Gindler durch den Raum ging und bei ihr, Carola, anhielt und ihr einen Briefumschlag gab. Darin steckte die offizielle Erlaubnis, fortan in ihrem Namen zu unterrichten. Ein großer Augenblick. Man weiß, wie vorsichtig Gindler mit so etwas umgeht.

Den ersten »Judenboykott« der neuen Zeit organisieren die Nationalsozialisten am 1. April 1933. So wollen sie gegen die vermeintliche »Gräuelhetze« der ausländischen Presse protestieren. Die neuen radikalen Machthaber inszenieren sich immer wieder als Opfer verlogener Medien. Männer verteilen Flugblätter an Droschkenständen. Auf den Zetteln steht, welche Taxiunternehmen in jüdischem Besitz und daher ebenfalls zu boykottieren seien. Weil es in Charlottenburg viele jüdische Einzelhändler gibt, sieht man auf der Tauentzienstraße, ganz bei der Familie Spitz in der Nähe, an fast jedem Geschäft antisemitische Plakate. SA-Männer stehen mit Schildern davor: »Deutsche! Wehrt Euch! Kauft nicht bei Juden!«

Die meisten Passanten, das sagen Beobachter, bleiben eher aus Neugier vor den Geschäften und Plakaten stehen als aus antisemitischem Hass. Verglichen mit der Gewalt, die noch folgen wird, wirkt der 1. April wie ein vernachlässigbares Ereignis. Was Beobachtern in Berlin jedoch klar wird: Mit diesen Aktionen werden Juden von Deutschen getrennt. Sie werden identifiziert, markiert, ausgesondert. Ein ausländischer Beobachter, der die Geschehnisse nicht harmlos findet, spricht von einer »Zusammenballung des Judenhasses an einem Tag«. Erich Felix, jüdischer Obsthändler, so wie Carolas Vater als junger Mann, wird vor einer Markthalle von SA-Männern zusammengeschlagen. Die ersten Selbstmorde folgen. Herbert Schimek, 32 Jahre alt, jüdischer Deutscher, Gesellschafter der traditionsreichen Altpapierhandlung Josef Schimek, erschießt sich am 3. April.[86]

Lebensreformerisch und kreativ war die deutsche Gymnastikbewegung der Weimarer Republik. Teils war sie auch soldatisch, teils wiederum poetisch sowie nackt, bekleidet, systematisch, chaotisch, christlich, jüdisch, germanisch, kosmopolitisch. Jetzt wird sie nationalsozialistisch, und zwar sehr schnell. Der Historiker Saul Friedländer wird ein Menschenleben später auf die ersten Monate der NS-Herrschaft schauen und betonen, wie »peripher« das kulturelle Leben eigentlich erscheint. Seltsam wirkt es auf den ersten Blick, dass ausgerechnet dieser Bereich der Gesellschaft schon im Frühjahr 1933 vom aggressiven nationalsozialistischen Antisemitismus erfasst wird. Friedländer wird zeigen: Die Ausschließungen von Theatermenschen, Schriftstellern, Malern (und, noch marginaler, von jüdischen Gymnastiklehrerinnen) haben eine symbolische Bedeutung. Die Lehrerinnen haben Schülerinnen, die Theaterleute Publikum, die Schriftsteller Leserinnen und Leser. Angriffe auf sie sollen ein »gespaltenes Bewusstsein« bei der nichtjüdischen Bevölkerung erzeugen: bei jenen, die mit den Ausschlussmaßnahmen nicht unbedingt übereinstimmen, die aber insgeheim, vom traditionellen deutschen Antisemitismus geprägt, einen »übermäßigen Einfluss« von Juden auf die Gesellschaft vermuten.[87]

Bei einem Gymnastikkongress im Juni 1933, in einem Hotel am Potsdamer Platz, singen die Teilnehmer das Horst-Wessel-Lied. Die Berliner Gymnastiklehrerinnen bleiben sitzen. Sie heben nicht die Hand zum Hitlergruß. So wird es zumindest eine Berliner Übungsleiterin nach dem Ende der Diktatur zu Protokoll geben.[88] Gymnastik soll nun dazu beitragen, beim Marschieren »das Gesetz rhythmischer Schwingung« zu beachten. Rudolf Bode, jetzt Obergymnast, NSDAP-Mitglied seit 1922, ist überzeugt, dass »nur der rassisch Einwandfreie« in der Lage sein könne, »Gymnastik einwandfrei auszuführen«.

Viel später, in der Bundesrepublik Deutschland, werden diverse Mitglieder der Gymnastikbewegung erklären, dass sie von den neuen Machthabern in ihr System hineingezwungen worden seien. Es wird allerdings nachgewiesen werden, wie bereitwillig sich viele Mitglieder der Bewegung dem neuen Regime zuwenden. Das Vormoderne, das Irrationale des Nationalsozialismus ist für Körper- und Atemspezialisten attraktiv – und ebenso verführerisch die Möglichkeit, aus dem Nebeneinander der zahllosen Stile eine hierarchische Organisation zu machen.[89]

Schon im Frühsommer 1933 dürfen jüdische Gymnastiklehrerinnen keine nichtjüdischen Schüler mehr annehmen. In Berlin kursiert nun eine Liste mit den Namen dieser Dozentinnen, nach Stadtteilen sortiert. Ihre Adressen und Arbeitsweisen werden aufgeführt. Viele vertreten die Methode »Anna Herrmann«. Ein paar sind »Mensendieck-Hirschler«-Dozentinnen. Andere firmieren unter »Kallmeyer-Lauterbach«, einige werden der Methode Gindler zugerechnet. Lotte Kristeller, Prager Platz 1, Gindler-Lehrerin, wird später ihre Arbeit in Tel Aviv fortsetzen und dort als Schüler einen Herrn namens Moshé Feldenkrais begrüßen. Eine Lehrerin namens Weise-Stern unterrichtet in Dahlem die Loheland-Gymnastik. In der Loheland-Siedlung selbst, weit weg, nördlich von Poppenhausen, weht seit der Machtübernahme die Hakenkreuzfahne. Die Frauen dort begrüßen das neue Regime, weil es die Erdverbundenheit betont und undeutsche sowie vergeistigte Kulturtendenzen ausmerzen will.[90] »C. Spitz« in Charlottenburg wird als Dozentin der Methoden »A. Herrmann – E. Gindler« aufgeführt.

Insgesamt 61 Namen stehen auf der Liste. Schon vor 1933 haben viel zu viele Gymnastiklehrerinnen um Schüler konkurriert. Jetzt, da nur noch jüdische Kursteilnehmer infrage kommen, ist die berufliche Situation der Frauen auf der Liste quasi aussichtslos und die der nichtjüdischen Dozentinnen schlagartig sehr viel besser.[91] Es ist davon auszugehen, dass Carolas Übungsraum in dieser Zeit fast immer leer ist.

Im Herbst 1933 ist sie schwanger. Im Dezember hat sie eine Fehlgeburt. Eine Frau namens Julchen, vielleicht eine Freundin, vielleicht ein Dienstmädchen, steht an ihrem Bett, als der Abort beginnt. Sie schenkt ihr eine Blume zum Abschied und sagt, sie habe sie, Carola, noch nie so erregt gesehen wie in diesem Moment. Carola spricht, als sie sich ein wenig erholt hat, mit Elsa Gindler. Die sagt: »So etwas« sei nur durch die »Geburt eines gesunden Kindes zu überwinden«. Das wird in Carolas Leben nicht mehr geschehen.

Im Jahr 1935 nimmt die antisemitische Agitation in Deutschland noch einmal zu. Die nationalsozialistische Presse bereitet die Taten vor. In München schlagen Männer die Schaufensterscheiben jüdischer Geschäfte ein. Tätlich greifen sie die Ladenbesitzer an, ihre Kunden, ihre Angestellten. Viele kleinere deutsche Städte verbieten Juden nun den Kinobesuch. Bei Carola um die Ecke, auf dem Kurfürstendamm, bedrohen nationalsozialistisch gesinnte Mitbürger jüdische Passanten, kündigen die »Säuberung Berlins« an, schlagen jüdischen Frauen ins Gesicht. »Zu Hilfe kam ihnen niemand«, notiert ein Beobachter.[92] Die Familie Spitz zieht um, in eine weniger zentrale Gegend, in die Brandenburgische Straße in Wilmersdorf, Ecke Paderborner Straße. Auch hier hat Carola ihren eigenen Übungsraum und weiterhin kaum Schülerinnen. Dorothea besucht jetzt ein Internat in der Schweiz. Sie wollen sie schützen vor dem, was in Berlin geschieht. Es ist nicht mehr viel Leben in der Wohnung.

Wie undeutlich sie reden, Otto und sie. Sie müssen ständig rückfragen, Dinge wiederholen. Während des Sprechens denkt sie schon an etwas anderes, ans nächste Telefonat etwa. Also spricht sie selbst nicht achtsam und wundert sich dann, dass ihr auch unachtsam zugehört wird.

Carola reflektiert die Details ihres Alltags in ihren Arbeitsberichten für Elsa Gindler. Sie will konkrete Probleme lösen: wo sie heute den Atem spürt, wie die Ausatmung verläuft. Aber es gelingt ihr nicht, weil ihr »alle möglichen Gedankenketten durch den Kopf« gehen. Sie weiß nicht, wie sie darauf reagieren soll. Denn eines ist ihr klar: »Ich kann doch meine eigene

Arbeit nicht auf den Moment verschieben, wo mir im Leben alles rosig ist. Das gibt's doch nicht.«

Im Januar 1936 kann sie das im Gindler-Kurs zum Thema machen. Sie befassen sich mit der Bewegung. Etwa mit dem Kriechen. Wie kann man wie ein Regenwurm kriechen, aber kein Regenwurm werden – so wie ja auch ein Hund kriechen kann und kein Regenwurm ist? Das ist die Leitfrage. Dann reden sie über das Heben. Wie man beim Tragen von Last mal zum »Opfer« wird, mal zum »Nicht-Opfer«. Gindler zitiert eine Schülerin, die gesagt habe: »Carola in der Stunde und Carola im Leben ist zweierlei.« Carola entgegnet: »Das stimmt.«

Im Herbst des Jahres 1936 sitzt sie in Gindlers »Atemkurs für Anfänger« und macht sich Notizen. Möglicherweise beschäftigt Gindler sie heimlich als Assistentin. Die Ausführlichkeit ihrer Berichte deutet darauf hin. Mit der Hand schreibt sie ihre Eindrücke vor. Dann tippt sie die Endfassung in die Schreibmaschine.

Es geht um Idealvorstellungen. Ein Teilnehmer kommt nicht damit zurecht, dass sich der Atem verändert. Dass er also nicht immer tief und gleichmäßig ist, sondern auch kurz sein kann, unruhig, je nach den Umständen. Ein anderer wundert sich darüber, dass der Atem manchmal weit oben im Körper spürbar ist und manchmal im Bauch. Das sind tatsächlich Anfängerfragen. Gindler sagt: Es gilt, die Bewegungen zu erspüren, die mit dem Atemprozess zu tun haben. Im Kopf. Im Brustkorb. Im ganzen Körper.

Zwei Schüler kommen am Freitag, dem 20. November, eine Stunde zu spät zum Kurs, und Elsa Gindler nutzt das, um über das Anwesendsein zu sprechen. Über die Tatsache, dass man sein Leben »meist im Zustand des Abwesendseins für die gerade akute Tätigkeit« verbringe. Dass man sich dessen bewusst werden solle. Es kommt darauf an, sagt Gindler, im Moment präsent zu sein und sich aus Idealvorstellungen auszuklinken.

Die Tänzerin Jutta Klamt weiß viel über das Atmen und über die innere Größe des eigenständigen, sich nicht anpassenden Menschen. Sie hat Idealvorstellungen. Und sie schreibt darüber, als die nationalsozialistische Diktatur schon ins vierte Jahr geht und Gleichschaltung und Unterordnung immer selbstverständlicher werden.

Die wichtigste deutsche Gymnastikzeitschrift druckt jetzt ausführliche Anleitungen für Aufmärsche. Sie sind etwa zur Sonnenwendfeier abzuhalten. Diagramme geben den in Mustern Marschierenden den Weg vor: von Linie A zur Linie F 2 zum Mittelpunkt M und dann zur Linie C.[93] Die herrschenden Ideologen wollen das Individuum im vermeintlich »reinen« und homogenen »Volkskörper« auflösen. Die »Volksgemeinschaft« ist eine biologisch definierte »Blutsgemeinschaft«.[94]

Jutta Klamt aber, sie ist nun einmal Tänzerin, kann mit schematischen Aufmärschen nichts anfangen. Im Jahre 1936 beklagt sie also, dass »kurzatmende Menschen« keine eigene Meinung hätten. Dass sie nicht selbstständig denken könnten. Dass sie »Mitläufer« seien. Jutta Klamt sagt, dass nur die, die den Atem »als lebendige Kraft« in sich spürten, die Weite und Größe des Lebens erfassen könnten. Sie fänden »Klarheit, Stille und Geschlossenheit«. Sie bildeten, weil sie richtig atmeten, ihren Charakter aus und würden zu »aufrechten Menschen«. Die Choreografin (eines ihrer Stücke: »Volk ans Gewehr«, 1933) und überzeugte Nationalsozialistin betreibt in der Reichshauptstadt die äußerst erfolgreiche Jutta-Klamt-Schule, in der auch die Kinder des Propagandaministers Kurse in Tanz und Gymnastik belegen. Jede Stunde in Jutta Klamts Lehranstalt beginnt mit Atemübungen und endet mit ihnen.[95]

»Nur mit den Schülern«, schreibt Carola Spitz, »bin ich wirklich gegenwärtig.« Sie gibt einen Kurs im Herbst 1936, montagabends, fünf Sitzungen lang. Drei Frauen nehmen teil: Anni Philippson, Ellen Marion Katz und Flora Türkel. Carola bittet sie darum, Selbstvorstellungen für den Kurs zu schreiben.

Ellen Katz, dreiundzwanzig, hält sich kurz. Sie hat die Schule vor der Oberprima verlassen, um im Geschäft des Vaters eine Ausbildung zu machen. Dort ist sie nun zuständig für »den Einkauf, die Expedition und das Facturieren«. Sie hat diese Tätigkeit drei Monate lang unterbrochen und eine Hauswirtschaftsschule besucht, hat Kochen und Nähen, Waschen und Plätten gelernt. Von ihrer Motivation, bei Carola zu atmen, schreibt sie nichts. Aber es ist eine typische jüdische Biografie dieser Zeit. Ellen Katz bereitet sich offensichtlich auf die Auswanderung vor.

Anni Philippson ist fünfundzwanzig und schreibt ein bisschen mehr. Sie erzählt vom Skifahren, das sie liebt, vom Ruderboot, auf dem sie die Wochenenden verbringt, vom Tennisspielen. Sie ist seit einem halben Jahr Volontärin im Konfektions-Haus ihres Vaters und sucht Ausgleich. Ihren Weg zur Gymnastik habe sie eher durch Zufall gefunden. Die Gindler-Arbeit gebe ihr nicht »verstandesmäßig, sondern gefühlsmäßig« so viel mehr als »all die anderen Turnstunden«. »Es mußte eine Gindler-Schülerin sein«, schreibt sie, »die außerdem auch persönlich angenehm ist.« So sei sie zu Carola gekommen.

Flora Türkel, fünfzig Jahre alt, fertigt den offensten Bericht an. Sie schildert ihre Kindheit als jüngstes von sechs Geschwistern. Dass sie als Spielzeug benutzt worden sei, dass man sie für zu »zart« gehalten habe. Türkel schildert die unglückliche Ehe der Eltern, den frühen Tod der Mutter, ihre Heirat mit gerade neunzehn, den Selbstmord des Mannes. Sie berichtet von ihrem Umzug nach Berlin und davon, dass die Inflation ihr das

Vermögen genommen habe. Sie habe ihrem Bruder lange den Haushalt geführt.

Flora Türkel will den Sinn des Lebens finden. Ihr Bruder, schreibt sie, habe ihre Suche nach einer »mehr intuitiv-gefühlsmässigen Einstellung« immer als »›Methaphysik‹ verurteilt«. Dass sie »Metaphysik« nicht korrekt buchstabiert, zeigt vielleicht ihre Distanz zur Sprache des Bruders, den sie als »geistig führend« ansieht. Dieser, Max Deri, Kunstkritiker, lebt inzwischen in Kalifornien. Flora Türkel ist seit dem Jahr 1933 »ohne ausfüllende Arbeit«. Sie habe, schreibt sie, »seelische Erschütterung« erfahren durch den »Wegzug des Bruders und vieler anderer lieber Menschen«. Sie fühlt sich von einer »natürlicheren und einfachen Lebensweise« angezogen, will »den Primat des Intellekts« ausschalten, hofft auf »innere Harmonie« und die »Auflösung der bestehenden körperlichen ›Angsthaltung‹«.

Carola lässt die drei Frauen im Übungsraum stehen, bewusst länger stehen, damit sie ihre Körper wahrnehmen. Sie will sie spüren lassen, wie Verkrampftheit und Schlaffheit zum Hindernis werden für jede Form der Betätigung. Carola will ihnen vermitteln, dass Ruhe »kein Stillstand« ist und kein Erschlaffen, sondern ein »Regenerationsprozess«. Sie will ihnen zeigen, dass so eine Aussage wie »der Rücken hindert mich am Bücken« das Wesentliche nicht trifft, sondern dass es ums »spürbar werden lassen« geht. Flora Türkel fragt, was denn geschehe, wenn sie etwas spüre. Ob das eine Veränderung mit sich bringen würde. Carola antwortet, dass nur praktische Versuche ihr die Antwort liefern könnten. In der nächsten Stunde stehen Ellen, Anni und Flora mit jeweils einem Fuß auf jeweils einer Gymnastikkeule, um dahin zu kommen, sich nicht »über den Kopf« wahrzunehmen, sondern mit dem Körper. Sie lässt die Schülerinnen einander betrachten. Das Anschauen sollen sie üben. Sie lässt sie auf einem Besenstiel liegen.

Als Flora Türkel sich auf dem Holzstab niederlässt, spürt sie, wie sich ihr Körper ihm anpasst. Sie bemerkt, wie viel stärker sie durchblutet wird. Als sie aufsteht vom Besenstiel, ist ihr, als sei sie gerade massiert worden. Sie schreibt einen langen, begeisterten Bericht über Carolas Stunden: dass sie erstmals ihren »Körper als Volumen« erlebt habe und »die Länge des Körpers als etwas Definierbares«. Türkel leuchtet es völlig ein, wie sehr es sich unterscheidet, »willentlich« den schmerzenden Rücken geradezurichten oder wie hier, in Carolas Stunde, am »gefühlsmäßigen Aufsuchen körperlicher Zustände« zu arbeiten.

Im Kurs haben sie miteinander die Frage entwickelt: »Muss ich immer Opfer des Geschehens, das mich befällt, werden, oder gibt es eine Möglichkeit, sich nicht nur passiv verhalten zu können?« Es ist die produktivste Schülerin, deren Schicksal Jahrzehnte später sichtbar werden wird. Ein »Stolperstein« für Flora Türkel, ermordet in Sobibor, erinnert in der Sybelstraße in Berlin an sie.[96]

Im Frühjahr 1937, Otto und sie haben weiterhin nicht vor, Deutschland zu verlassen, nimmt sich Carola einen Stapel alter Papierbögen. Hinten sind sie unbedruckt, vorn findet sich ihr Briefkopf, der aus der Offenbacherstraße. Sie hat damals recht viel, zu viel geschäftliches Briefpapier drucken lassen. »CARO-LA JOSEPH«, steht dort, »MITGL. DES DEUTSCHEN GYM-NASTIKBUNDES, PRIVATE SCHULE FÜR GYMNASTIK«. Die Bögen sind eindeutig veraltet.

Auf den Rückseiten fasst sie nun ihr Leben zusammen. Sie notiert Details. Etwa, dass sie, als erwachsene Frau, im September 1921 ihren Freischwimmer abgelegt habe. Auch dass sie im Sommer 1936 zwei Mal die Olympischen Spiele besuchen war. Dann beginnt sie eine autobiografische Erzählung. Sie habe sich als Kind stets wie ein »Krüppel« gefühlt, wegen der

Probleme mit ihrem Hals. Sie schreibt über ihren Bruder. Wie er »mit dem Spielzeug schon auf mich losschlug, als ich noch auf dem Arm meines Vaters in den Weihnachtslichterglanz guckte«. Wie er sie »beinahe mit dem Indianerbeil auf einem Auge blind schlug«. Um den sie dennoch »Qualen« litt, »wenn er geschlagen wurde und schrie«.

Ihre Eltern wird sie später, als sie eine ältere Dame ist, als elegante Kosmopoliten beschreiben, als leuchtende Vorbilder. Jetzt aber skizziert sie den Vater als zwar lebenslustig, doch egoistisch, und die Mutter als »eine ewig ernste, sparsame« Frau. »Mutti lacht«: Das sei eine Ausnahmebeobachtung gewesen. (Mit Bleistift fügt sie hinzu, dass ihre Mutter eine »an geistigen Problemen interessierte« Frau sei. So rückt sie das Bild ins Positive.) Sie beschreibt ihre eigene Entdeckung der Gymnastik, ihre Zeit bei Anna Herrmann, den Wechsel zu Elsa Gindler, dann die Hochzeit und das plötzliche Muttersein. Viereinhalb Jahre sei sie verheiratet, schreibt sie, und es sei ihr noch immer nicht gelungen, ein Gleichgewicht zu finden zwischen den »Berufsdingen u. den Ansprüchen der Familie«.

Es sind noch diverse leere Briefbögen vorhanden. Sie könnte weiterschreiben, ihr Leben schildern, die Jahre zwischen 1933 und 1937. Aber sie endet mit nur zwei weiteren Sätzen. Sie schreibt: »Allerdings war die Zeit durch die polit. Ereignisse nicht danach, Ruhe zur Klärung persönl. Fragen zu geben.« Sie streicht das Wort »Fragen« durch und ersetzt es durch »Konflikte«. Dann notiert sie, dreieinhalb Jahre nach dem Ereignis, die Fehlgeburt, von der sie sich »nur sehr schwer erholen konnte«. Damit endet diese Lebensgeschichte.

»Atmen ist Leben!«, meint August Glucker. Er ist ein Gymnastiklehrer, der von der neuen Zeit profitiert. »Es gluckert«: So nennt man es, wenn seine Stimme morgens aus dem Volksemp-

fänger schallt. »Meine lieben Frühgymnastiker«, grüßt Glucker
ins Mikrofon, leitet Übungen an und schreibt, wenn er nicht im
Funkhaus wirkt, an Ratgeberbüchern, für die lesenden Freunde
des Gluckerns. *Frisch und frei!* heißt sein Buch für Frauen, *Stark
und froh!* das für die Männer. Die Frau gehört, sagt Glucker, »in
die Front der Leibesübungstreibenden«. Es liege in ihrer Ver-
antwortung, »ob ein gesundes und starkes Geschlecht heran-
wächst«. Glucker zeigt: Es gibt falsches Staubputzen mit nach
hinten geschobenem Becken und richtiges, gut aufgerichtetes
Staubputzen. Es gibt falsches Tragen, korrektes Tragen. Und es
gibt das falsche Atmen: erst »schwach« und dann »überstürzt«.
Auf Kraft komme es an beim richtigen Luftholen, sagt Glucker,
auf »kräftige Lungen, gute Atemmuskeln und insbesondere
die kräftige Bewegung des Zwerchfells«. Denn: »Das Leben ist
Kampf«, das meint nicht nur Glucker, »und erfordert die volle
Kraft des Menschen«.[97]

In den Jahren vor Ottos Inhaftierung kommt das Ehepaar Spitz
immer wieder zurück nach Berlin. Aus Znaim und Brünn im
Frühjahr 1934. Aus Rom und Capri und Florenz ein halbes
Jahr später. 1935 aus Palästina, wo sie – offenkundig erfolglos –
geschäftliche Möglichkeiten für Otto erkundet hatten. Aus
Znaim und Prag im Januar 1936. Aus London im März 1936,
im Juli 1936 aus Venedig und Bozen, ein Jahr später aus Jugo-
slawien, vom Sommerurlaub auf der Insel Rab.
    Vielleicht fühlen sie sich mit ihren tschechischen Pässen si-
cher in Berlin. Vielleicht gibt es keine signifikanten geschäft-
lichen Probleme für Otto. Seine Fabrik hat keine Schaufenster,
die beschmiert oder zerstört werden könnten. Seine Waren
könnten, weil er Jude ist, aus dem Sortiment regimetreuer Ge-
schäftsinhaber genommen werden. Aber anscheinend geschieht
das nicht. Im nationalsozialistischen Deutschland gibt es nun

Kampagnen gegen das Rauchen, gegen den »Volksfeind« Tabak, den »Tabakterror«, den »Tabakkapitalismus«. Ottos Geschäfte sind nicht betroffen.[98] Tatsächlich kommen immer wieder Phasen, in denen extrem viel zu tun ist. Dann fährt Carola mit dem Auto durch die Stadt. Seit 1933 hat sie einen Führerschein. Sie hält an den diversen Zigarettengeschäften Berlins, springt aus dem Wagen und beliefert die Läden mit stangenweise Kraj Orient, Prima, Luxus, Club und Cabinet.

Vielleicht bleibt Otto erfolgreich, weil er eine Nische bedient: die Spezialmarke, die »russischen« Zigaretten. Vielleicht kann er sich auch in seinem Alter, er ist Ende vierzig, einen Neuanfang im Ausland nicht vorstellen. Carolas Laufbahn ist seit 1933 so eingeengt, dass auch sie es sich möglicherweise nicht zutraut, anderswo neu anzufangen. Hinzu kommt: Sie wohnen in Berlin. Jüdische Deutsche verlassen jetzt Kleinstädte und kommen in die Hauptstadt, weil sie sich in ihrer Anonymität ein geschützteres Leben erhoffen. Otto und Carola sind schon dort, wo diese Migranten erst noch hinwollen.[99]

Im September 1937 besuchen sie Thea in der Schweiz, als Carolas Mutter sich aus Berlin meldet und sagt, dass jemand in ihrer Wohnung gewesen sei. Mehrere Männer. Vielleicht von der Gestapo. Die Mutter sagt, die Männer hätten sie dazu gezwungen, in die Bank mitzukommen und den Safe zu öffnen. Lass uns nicht zurückgehen nach Deutschland, sagt Carola. Wir gehen zurück, sagt Otto. Sie reisen zurück nach Berlin. Ein paar Tage sind sie wieder da, als es eines Nachmittags an der Tür klingelt. Zwei Gestapo-Männer, so wird sie sich später erinnern, und ein Polizist kommen in die Wohnung. Sie stehen im Wohnzimmer und betrachten das Bücherregal. Pestalozzi, liest der eine Gestapo-Mann vor. Er sagt: Das klingt sehr fremd. Carola findet das lustig, aber sie lacht nicht. Der Polizist zeigt auf die vielen roten Bände der Goethe-Gesamtausgabe. Hier steht auch Goethe, sagt er. Das ist sehr deutsch. Die Gestapo-Männer reagieren auf den Einwand nicht. Sie nehmen Otto mit. Der Polizist bleibt beim Herausgehen ein paar Schritte hinter ihnen zurück. Auf der Türschwelle dreht er sich zu Carola um und sagt leise: Wenn er nicht um fünf zu Hause ist, wird er gar nicht kommen. Sie wartet.

Der Surén-Schurz ist eine sehr, sehr kleine Badehose. Sie verbirgt nur äußerst knapp das Geschlechtsteil ihres Erfinders. Der restliche Körper des Hans Surén ist großzügig eingeölt. Auch dieser Atemexperte kommt, wie sein Kollege Glucker, mit den neuen politischen Entwicklungen sehr gut zurecht.

Surén im Surén-Schurz zeigt sich der Kamera in immer neuen Positionen. Seine Hände pressen auf den glänzenden Oberkörper, die Daumen liegen auf den Brustwarzen. So demonstriert er »Brustatmung: Ausatmen mit Druck auf die Rippen«. Er steht auf den Zehenspitzen, reckt die Arme in die Höhe: Das ist die »Große Atmung in straffer Ausführung«. Er führt die »Schulung mit eiserner Kugel« vor. Kugel werfen: ausatmen. Kugel fangen: einatmen. Auch Frauen zeigen Surén-Übungen und werden fotografiert. Ohne Öl, ohne Schurz. Prinzipiell gilt, das beobachtet Surén, dass Männer die Bauchatmung nutzen, bei größeren Anstrengungen Flanken- und Brustatmung, Frauen jedoch durchgehend die Brustatmung. Er weist darauf hin, dass bei Gorillas »die gleichen Atmungsunterschiede zwischen den Geschlechtern bestehen«.

Die Fotografien der nackt bis quasinackt Atmenden illustrieren Hans Suréns *Atemgymnastik*. Das Buch ist ein Bestseller der neuen Zeit. Auch Suréns andere Werke sind extrem populär: *Der Mensch und die Sonne*, sein Werk zur Freikörperkultur, oder sein Ratgeberband *Selbstmassage/Pflege der Haut*. Suréns

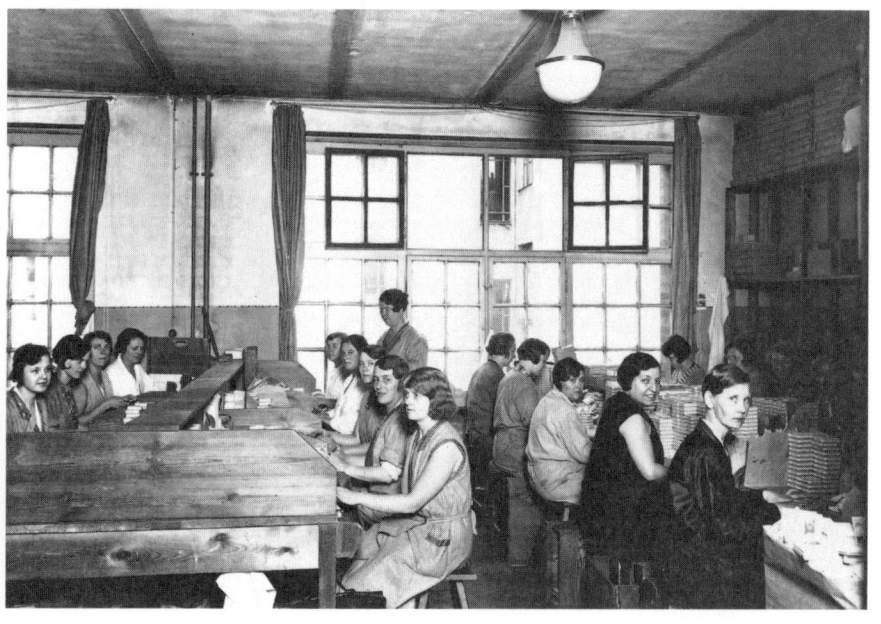

In Otto Spitz' Zigarettenfabrik, Erasmusstraße 2, Berlin-Moabit.

Schriften fügen sich in eine Ideologie ein, die sich ständig um das Leibliche dreht: den »Volkskörper«, die »reine Rasse« und den »arischen« Körper, mit dem der nicht perfekte und somit feindliche Körper kontrastiert wird. Die *Atemgymnastik* wird, schreibt Surén, bei SA, SS, Hitlerjugend und Bund Deutscher Mädel zur »Ausbildung« benutzt. Der Autor ist seit März 1936 »Sonderbevollmächtigter des Reichsbauernführers für Leibeserziehung in der Landbevölkerung«.[100]

Otto Spitz ist nicht um fünf zurückgekommen. Er wird im Polizeigefängnis am Alexanderplatz festgehalten. Niemand weiß, was man ihm vorwirft. Vielleicht rechnet Carola einen Tag später fest mit seiner Freilassung, nach einer Nacht. Oder dann, als das nicht geschieht, nach zwei oder eben nach drei Tagen und Nächten. Nach irgendeinem recht kurzen Zeitraum. Er ist schließlich Tscheche. Das müsste ihn schützen. Aber Otto wird nicht freigelassen. Auch nach vier, fünf, sechs Tagen nicht und nicht nach einer Woche.

Carola fährt jeden Tag zum Alexanderplatz. Sie lässt sich immer wieder neue Ausreden einfallen, um mit Otto zu sprechen. Der Angestellte, der die Besuche einträgt, fragt sie, ob sie sich ihre Visiten aufschreibe. Nein, sagt sie. Ich auch nicht, sagt er. Niemand darf so oft Besuche machen. Aber Carola besucht Otto täglich. Wenn sie die Angst überfällt, denkt sie an die Gindler-Arbeit. Sie will agieren.

Otto, ein Mann, der nicht allein sein kann, sitzt zuerst in Einzelhaft. Dann wird er zusammengelegt mit Zeugen Jehovas, die sich weigern, »Heil Hitler« zu sagen, weil Heil nur etwas für Gott ist. Sie geben ihm von ihrem Essen ab, zeigen ihm, wie man das Bett richtig macht und wie man keinen Ärger bekommt. Einmal gelingt es Carola, Otto für ein paar Stunden aus dem Gefängnis herauszuholen und in die Fabrik mitzunehmen. Er müsse, sagt sie, dringend den Tabak abmischen, weil nur er das Rezept habe für die Kraj-Spezialzigaretten. Es sind, das ist ja bekannt, »Mischungen besonderer Eigenart«. Polizisten begleiten Otto und Carola nach Moabit. Otto bietet ihnen an, ein wenig puren Tabak zu rauchen. Sie atmen ein, husten, fragen röchelnd: Wollen Sie uns vergiften? Er darf dennoch kurz nach Hause. Ein Polizist begleitet sie. Carola macht Butterbrote für Otto und fragt, ob der Herr auch ein Brot wolle. Der sagt, in jüdischen Haushalten dürfe er nichts zu essen annehmen. Dann muss Otto wieder zurück. Er ist ein jüdischer Mann in einem deutschen Gefängnis, spät im Jahr 1937.

Das Jahr 1938 beginnt. Aus den Wochen der Haft sind Monate geworden. Carola geht mit ihrem Anwalt Richard Auerbach ins Hotel Adlon. Dort trifft sie einen Amerikaner, der etwas für sie tun kann. Sie gibt ihm Geld. 30 000 Mark, wird sie später sagen. Was er damit mache, fragt sie ihn im Adlon. Nun, sagt der Amerikaner, er rede über Fälle mit seinen Kontakten, und dann käme der Ordner für den Fall auf den Tisch, und dann gehe der Kontakt zur Toilette, und in dieser Zeit stecke er das Geld in den Ordner. Er habe sie nur treffen wollen, um ihre Stimme erkennen zu können. Sie verlässt das Adlon, fährt zurück nach Wilmersdorf, wartet auf seinen Anruf. Das Telefon klingelt um Mitternacht. Der Amerikaner. Von ihm kommt kein Gruß, kein Name. Er sagt nur: Sie müssen sich mit dem Botschafter treffen.

Sie bekommt einen Termin in der tschechischen Botschaft. Betritt das riesige Büro, schaut auf den diagonal verlaufenden Läufer bis zum Schreibtisch Seiner Exzellenz Vojtěch Mastný. Sie geht über den Teppich auf den Schreibtisch zu und ist noch ein paar Meter weg, als ihr auffällt, dass der Herr einen Silberblick hat. Hier ist er, denkt sie, so bedeutend wie der Kaiser von China, und schielt.

Mastný fragt sie aus. Dann sagt er, er werde eine Demarche schicken. Was eine Demarche sei, fragt sie. Das letzte Mittel, bevor es Krieg gibt, sagt er. Sie schaut verwundert. Krieg werde es nicht geben, beruhigt er sie. Nur eine Demarche. Er ist sicher: Sie werden ihren Gatten freilassen. Danach aber sollten sie beide binnen 48 Stunden Deutschland verlassen. Der Botschafter bringt sie den langen Läufer entlang zur Tür und erkundigt sich noch flüsternd, was sie ihrem Kontakt bezahlt habe. Sie gibt Auskunft. Seine Exzellenz bedankt sich.

Wieder um Mitternacht meldet sich der große Amerikaner und sagt, dass Otto freigelassen würde. Am Morgen ruft ein Herr von der Polizei an und teilt ihr das Gleiche mit. Sie sagt: Ich weiß. Das hätte sie nicht sagen sollen. Woher wissen Sie das?, fragt der Anrufer. Sie sagt: Die Botschaft hat sich gemeldet.

Otto kommt dennoch frei. Sie will sofort aus Berlin weg, aus Deutschland, Richtung Prag. Er aber will unbedingt noch einmal in die Firma. Also fahren sie nach Moabit, laufen durch die Büros, durch die Werkstätten. Die Männer und Frauen an den Maschinen schauen Otto an. Die Frauen, die die Zigarettenschachteln befüllen, schauen ihn an. Niemand sagt etwas. Im Büro fragt Otto einen Mitarbeiter, warum alle schweigen würden. Ein Lied hätten sie für ihn einstudiert, sagt der. Um ihn willkommen zu heißen. Aber dann hätten sie ihn gesehen und nicht singen können. Abgemagert ist Otto in den Monaten im Gefängnis. Man sieht ihm die harte Zeit an.

Am Montagabend, dem 21. Februar 1938, fahren sie mit zwei kleinen Koffern im Zug nach Prag. Nachdem sie die Grenze überquert haben, schlafen sie beide ein. Sie sind in Sicherheit.

Erst bleiben sie in Prag, bei Ottos Verwandten. Dort werden sie bekocht. Tagelang folgt eine Mahlzeit auf die nächste. Otto kann es gebrauchen. Dann brechen sie nach Italien auf, nach Ospedaletti, sechs Kilometer von San Remo entfernt. Hier erreicht sie eine Postkarte von Elsa Gindler. Ein Stempel darauf zeigt ein Schwert vor einem Hakenkreuz und den Satz: »Jeder Deutsche trägt das Zeichen des wehrhaften Geistes.« Gindler schreibt, wie sehr sie sich freue, dass sie »jetzt den Süden genießen« könnten.

Von diesem Kurzurlaub an der ligurischen Küste werden sie später nicht mehr erzählen. Nur davon, dass sie aus Prag nach Amsterdam weitergezogen seien. Im Juni versammelt sich dort die Familie. Dorothea kommt, abgemeldet vom Schweizer Internat. Sie wollen sie nun bei sich haben. Ottos Mutter Rudolfina zieht zu ihnen und stirbt nur wenige Wochen später in einem holländischen Krankenhaus. Otto versucht erfolglos, in Amsterdam in die Zigarettenproduktion einzusteigen. In Berlin übernimmt die Phänomen GmbH die Belegschaft der Firma Kraj sowie, und dies zum Preis von null Reichsmark, auch den Tabak, die Maschinen und die Adresskartei. Die neuen Inhaber stellen sich Otto Spitz' Kundschaft als »arische« Zigarettenhersteller vor. Kraj wird zwangsliquidiert. Otto, Carola und Dorothea bewerben sich um Auswanderungsvisa für die Vereinigten Staaten. Die Wartezeiten sind unübersehbar. Sie haben zu lange gezögert.

Im Sommer 1938 bittet Carola ehemalige Schülerinnen und Schüler um Empfehlungsschreiben. Sie bekommt Post von Ernst Solms, dem Gynäkologen. Er schreibt, dass ihn die Gymnastik »gestärkt« habe, »allgemein den Körper und besonders die Atmung«, und dass er dadurch auch eine »seelische Kräftigung« erfahren habe. Zudem sei Frau Spitz »persönlich ein so angenehmer Mensch«, dass die Stunden bei ihr allein deshalb »zu einer Erquickung« geworden seien. Solms wird die Verfolgung in den Niederlanden überleben.[101]

Der Chemiker Alfred Schnell wird ebenfalls in Holland untertauchen. Er wird verraten und erschossen werden.[102] Er bekundet, dass er die Kurse bei ihr als »ausgezeichnet wirksames Gegengewicht gegen die Berufsarbeit am Schreibtisch« empfunden habe. Seine »Lebenskraft und Lebensfreude« seien durch sie gesteigert worden. Er habe gelernt, sich in »schwierigen Situationen des täglichen Lebens besser zurechtzufinden und in sie hineinzufühlen«.

Mali Goldschmidt, ehemals Berlin, nun Palästina, schreibt, dass sie bei Carola Spitz gelernt habe, ihren Körper »den schwierigsten Arbeitsverhältnissen anzupassen«. Sie habe ihr »eröffnet, wie unerhört wichtig das Wissen um die Funktionen der Muskeln und Atmungsorgane« sei. Sie bedaure es »unendlich«, die Stunden nicht fortsetzen zu können. Goldschmidt legt ihrer Empfehlung noch einen privaten Brief bei. Darin rät sie Carola dringend, nach New York zu gehen. Eine von Malis Cousinen, Elsa Henschke, habe dort nun ein »ganz fabelhaftes Studio« eröffnet. Sie gelte »als eine der ersten« Gymnastiklehrerinnen der Stadt. Aber Carola, da ist sich Mali Goldschmidt sicher, könne »mehr als Elsa H.«.

Otto hält das große Frankreich für sicherer als das kleine Holland. Im Kriegsfall, sagt er, will er sich hinter der Maginot-Linie befinden. Außerdem haben die beiden gehört, dass man in Paris mehr tun könne, um die Wartezeit auf ein amerikanisches Visum vielleicht doch zu verkürzen. Im Oktober 1938 erhalten sie die Papiere für Frankreich. Im Dezember ziehen sie um, zu dritt.

Carolas Mutter, zweiundsiebzig, ist noch immer in Deutschland. Im Mai 1939 wird sie nach Amsterdam ziehen. Sie regelt von Berlin aus die Alltagsdinge für sie. Am Bahnhof Zoo gibt sie immer wieder Koffer für sie auf. Das Gepäck nimmt den Zug und kommt undurchsucht an, erst in Amsterdam, dann in Paris. Unter Paula Josephs Aufsicht wird die Wohnung in Wilmersdorf ausgeräumt. Ein Überseecontainer bringt den Hausrat schon einmal nach New York. Wenn Carola, Otto und Dorothea ebenfalls dort angelangt sind, werden sie Carolas Mutter nachholen. Das ist die feste Abmachung.

Als die Familie Spitz in Paris ankommt, ist das Ansehen deutscher Flüchtlinge in Frankreich nicht allzu hoch. Im Dezember 1937 hat ein Deutscher mehrere Morde in der Pariser Gegend verübt. Das hat Spuren hinterlassen.[103] Die Republik, so stellt es die öffentliche Meinung dar, habe ein Flüchtlingsproblem. Man könne nicht alle hereinlassen. Deutsche Emigranten bekommen keine Arbeitserlaubnis. Die meisten von ihnen verarmen in Paris. Selbstmorde gibt es immer wieder. Flüchtlinge sollen mitten in der französischen Hauptstadt verhungert sein, allein, in ihren Pensionszimmern.[104] Nun, nach den Novemberpogromen in Deutschland, kommt eine neue Migrationswelle auf Paris zu.

Bei der großen Konferenz in Évian haben im Juli 1938 die Repräsentanten von zweiunddreißig Nationen eine Lösung für die Flüchtlingskrise gesucht. Eine halbe Million Menschen sollte verteilt werden. Keine Regierung, den Diktator der Dominikanischen Republik ausgenommen, machte ernsthafte Angebote. Das verleitet die nationalsozialistische Presse in Deutschland zu so begeisterten wie antisemitischen Kommentaren. Juden sind anscheinend nirgends willkommen.[105]

Sie wohnen erst in einem Hotel, dann in einer Wohnung, dann wieder in einem Hotel, dann wieder in einer Wohnung. Sie warten länger, viel länger als gedacht, auf die Visa für Amerika. Auch hier in Frankreich müssen sie immer wieder neu um Aufenthaltsverlängerungen nachsuchen. Es ist unmöglich, zu wissen, ob sie es wirklich in die USA schaffen werden. Carola und Otto haben ihre Wertpapiere verkauft, in Höhe von fast 150 000 Reichsmark. Davon können sie leben. Sie sind privilegiert, ganz eindeutig. Aber die Kriegsgefahr wächst.

Zu dritt leben sie zusammen, im Vorort Ville d'Avray: ein Mann, der seinen Lebensinhalt, die Kraj-Zigarettenfabrik, aufgeben musste, ein postpubertäres Mädchen, das sein Schweizer Internat am Hasliberg über alles liebte und nun vermisst, und eine Frau, die sich nur als Gymnastiklehrerin wirklich komplett fühlt und nicht mehr Gymnastik lehren kann. Hilde Domin, Schriftstellerin im Exil, schreibt über das Privatleben der deutschen Flüchtlinge: »Ehen verwandeln sich in Kampf- und Trutzgemeinschaften, oder sie werden geschieden.«[106] Otto und Carola trennen sich nicht.

In Washington fordert der Vorsitzende des Komitees für unamerikanische Umtriebe seine Kollegen dazu auf, die »Tränen der schluchzenden Sentimentalisten und Internationalisten« zu ignorieren. Es käme nun darauf an, die Tore Amerikas für neue Einwanderungswellen zu schließen und den Schlüssel für diese Tore wegzuwerfen. Kein amerikanisches Konsulat, auch nicht das in Paris, will in den Ruf kommen, die bestehenden Gesetze zu flüchtlingsfreundlich auszulegen. Der Zeitgeist zählt. Dreiundachtzig Prozent der Amerikaner sprechen sich im April 1939 gegen eine Anhebung der Quoten aus. Man führt dennoch Diskussionen um humanitäre Maßnahmen, die geflüchtete Kinder in die USA lassen könnten. Die Gattin des amerikanischen Immigrationsbeauftragten gibt aber zu bedenken, dass sich 20 000 zauberhafte Kinder recht bald in 20 000 »hässliche Erwachsene« verändern würden.[107]

Im Mai 1939 läuft Otto Spitz durch Paris. Es hat keinen Sinn mehr, nur auf die Visa für die USA zu hoffen. Er besucht die Agenturen, die so teure wie unseriöse Auswanderungsoptionen in andere Länder vermitteln. Es ist nicht das erste Mal, dass er diese Runde macht. Dann schreibt er einem ehemaligen Kraj-Mitarbeiter. Sigismund Sternson ist noch in Berlin und sucht verzweifelt einen Weg aus Deutschland heraus. Otto, immerhin schon einen Schritt weiter, schlägt Sternson Bolivien vor, Kuba und England.

Nur zweieinhalb Wochen später hört er, dass Sternson sich auf den Weg gemacht hat: mit dem Zug nach Neapel, von dort mit dem Schiff nach Schanghai, wo jüdische Migranten ohne Visum aufgenommen werden. Sternson scheint also fast gerettet, und das Schicksal der Familie Spitz ist offen. Otto wünscht Sternson alles Gute. »Es heißt«, schreibt er über die eigene Lage, »die Zähne zusammen zu beißen und abzuwarten.« Bald wird er erfahren, dass sein geschätzter Mitarbeiter wohlbehalten in Schanghai angelangt ist. Sternson stellt dort Zigaretten her, wie einst in Moabit.

Im August 1939 meldet sich noch einmal Mali aus Palästina. Sie bedauert Carola, gibt Ratschläge, baut sie auf. Wie »stabil und fest« Carola doch sei. Sie schickt ihr ein Foto, das sie, Mali, mit ihrem Mann und eineinhalb Eseln beim »Transport von Hühnermist« zeigt. Sie berichtet vom Stand der Pflaumen-, Pfirsich- und Tomatenernte. Manchmal, schreibt sie aus der Hitze des Nahen Ostens, überlege sie bei der harten Arbeit, was Carola ihr wohl empfohlen hätte, »wie den Körper zu entspannen, um nicht zu viel Kraft umsonst auszugeben«. Mali gibt zu bedenken, dass man nun von Auswanderungen in die Vereinigten Staaten abrate, weil es auch dort bald sicherlich »einen tüchtigen Umschwung mit Antisemitismus« geben werde.

Nach Ausbruch des Zweiten Weltkrieges werden in Paris alle deutschen und österreichischen Männer zwischen siebzehn und sechsundfünfzig Jahren interniert. Es soll nur eine Maßnahme für ein paar Tage sein. Aber in vielen Fällen dauert die Lagerhaft wochenlang. Im Stade de Colombes etwa werden 20 000 Männer über einen Monat lang gefangen gehalten. Sie sind genau dort eingesperrt, wo ein Jahr zuvor noch die besten Fußballer Italiens und Ungarns das Finale der Weltmeisterschaft bestritten haben. Tschechen wie Otto bleibt die Internierung erspart.[108]

Sie warten, zum Nichtstun gezwungen. Es gibt keinen Hinweis darauf, dass die Gindler-Arbeit Carolas Leben in irgendeiner Form erleichtert. Sie warten durch den Herbst hindurch, den Winter, den Frühling. Am 1. April 1940 erhält Carola Spitz als Deutsche, nicht als Tschechin, das Visum mit der Nummer 25 719 vom amerikanischen Konsulat in Paris. Otto Spitz bekommt das tschechische Visum 1060, Dorothea das tschechische Visum 1061. Carolas Mutter, nun in Amsterdam, schreibt ihnen, wie sehr sie sich für sie freue. Sie bittet Dorothea, für sie während der Überfahrt ein Tagebuch zu führen – wenn die möglicherweise auftretende Seekrankheit ihr das erlaube. Sie fragt auch, was sie mit dem Jäckchen machen solle, das sie für Thea gestrickt habe. Es sei erst halb fertig.

Sie haben drei Plätze für eine Schiffspassage am 19. Mai 1940. Noch mehr als sechs Wochen ist das hin. Sie warten wieder. Fast jeder Tag bringt Nachrichten, die Angst machen. Am 10. Mai besetzen deutsche Truppen die Niederlande, Belgien und Luxemburg. Am 15. Mai kapitulieren die Niederlande offiziell. Am 17. Mai besetzen die Deutschen Brüssel. Bis Paris sind es nur noch 300 Kilometer. Am 18. Mai 1940 erhalten ihre Pässe die letzten Stempel aus Europa, vom Commissariat special in Saint-Nazaire, dem Hafen vor Nantes, in der Südbretagne. Am

Sonntag, dem 19. Mai, erreichen deutsche Truppen die französische Nordküste. Das Schiff legt ab.

Jahrzehnte später, 1991, wird Carola ihrem Enkel Steven von der Überfahrt berichten. Steven wird sich Notizen machen. Dass sie erster Klasse gefahren seien, erzählt sie dann. Es ist wohl, das belegen die Quellen, die dritte Klasse gewesen. Sie wird sagen, dass sie die meiste Zeit in einem Korbsessel geschlafen und dass es der siebzehnjährigen Dorothea auf dem Schiff sehr gefallen habe. Dass man Pingpong gespielt habe, um sich die Zeit zu vertreiben. »GERMANS IN PARIS«: Diese Schlagzeile sei ihnen in New York vom Kiosk am Pier entgegengesprungen. Wahrscheinlich klingt das nicht, weil sie am 27. Mai ankommen und Paris erst am 14. Juni von den Deutschen besetzt wird. Vielleicht ballen sich die Ereignisse in ihrer Erinnerung zusammen: zu dieser unfassbar knappen Rettung, in der ersten Klasse und auf dem letzten Schiff, einem nicht von Torpedos getroffenen Ozeandampfer, in den New Yorker Hafen, wo Otto, das könnte wohl stimmen, großzügig zahlreiche Sandwiches gekauft und an die Leute um sie herum verteilt habe. Die S. S. Champlain, die Otto, Carola und Dorothea Spitz ebenso wie ihre Mitpassagiere Vera und Vladimir Nabokov in Sicherheit gebracht hat, wird drei Wochen später auf eine deutsche Mine fahren und sinken.[109]

Sie ziehen nach Cleveland, Ohio, weiter. Die Stadt am Eriesee trägt den Beinamen »The Mistake on the Lake«. Sie ziehen schnell nach New York zurück. In Washington Heights finden sie eine Wohnung. Nach hinten raus kann man den Broadway sehen, nach vorne einen Schulhof. Nur ein paar Blocks weiter schaut man auf den Hudson herunter, überspannt von der George Washington Bridge.

Sie leben in einer Parallelgesellschaft. Über 20 000 deutsch-jüdische Flüchtlinge wohnen in dieser Zeit in Washington Heights. Auf den Straßen und in den Familien spricht man Deutsch. Es sind nicht die Berliner Intellektuellen, die der Stadtteil anzieht: eher Juden aus Kleinstädten in Süd- oder Westdeutschland. Die meisten sind um einiges religiöser als die Familie Spitz – wozu nicht viel gehört. Ein Dutzend großer Synagogen werden gegründet. Auch dort spricht man Deutsch. Es gibt diverse koschere deutsche Metzger. Der Reichsbund jüdischer Frontsoldaten wird als Vereinigung der Immigrant Jewish War Veterans neu gegründet. Als »Viertes Reich« wird die Gegend gern bezeichnet. Einige New Yorker Juden finden es äußerst peinlich, wie die Leute in Washington Heights an Straßenecken herumstehen und Deutsch reden.[110]

Carola fällt der dunkle Staub an den Fenstern auf. Die Luft in New York ist extrem verschmutzt. Sie findet es bemerkenswert, dass die Gasherde hier immer mit kleiner Flamme bereit sind. Sie bewundert die Münzwaschmaschinen in den Kellern der Häuser. Ihrer Mutter schickt sie Päckchen per Einschreiben. Hellrosa Empfangsformulare bekommt sie zurück, unterschrieben von Paula Joseph in Amsterdam.

Sie will alles tun, um sie nachzuholen. Carola und Otto besitzen noch 12 571 Dollar und 40 Cent. Diesen Betrag geben sie auf dem Affidavit of Support an, mit dem sie der Mutter ein Visum ermöglichen wollen. Carola schreibt Briefe an das Außenministerium in Washington und an das amerikanische Generalkonsulat in Rotterdam. Sie versichert, dass Paula Joseph niemandem zur Last fiele. Sie, Carola Spitz, werde sich immer um sie kümmern. Es sei ihr ausdrücklicher Wunsch, die letzten Lebensjahre ihrer Mutter »as beautiful as I can ever do it« zu gestalten.

Paula Joseph, dreiundsiebzig Jahre alt, wohnt nun in der Vossiusstraat am Vondelpark, ein paar Straßen vom Rijksmuseum entfernt, in einem Pensionszimmer bei den Meyers. Sie prophezeit Carola, Otto und Dorothea: »An ein Wiedersehen brauchen wir nicht zu glauben, das werde ich dann sicher nicht mehr erleben, wenn auch Erleben jetzt ein großes Wort geworden ist.« Sie sei »darauf gefasst«, ihr »unnützes Leben« in Amsterdam zu beschließen. Sie sei »tagsüber arbeitslos« und nachts »schlaflos«. Sie läuft die Amstel entlang, geht im Park spazieren, findet ihn »herrlich«. Ihre Vermieter, sagt sie, seien gut zu ihr. Dass sie gesund sei, betont sie immer wieder. Ab und zu schreiben die Meyers noch etwas unter die Briefe. Dass es Carolas Mutter gut gehe und dass sie sich schon um sie kümmern würden und sie sich gar keine Sorgen machen müssten.

Der Container mit ihren Möbeln und Haushaltsgegenständen hat seit März 1939 auf Otto und Carola gewartet. In ihrer amerikanischen Wohnung, 660 Fort Washington Avenue, stehen ihre deutschen Stühle, Tische, Schränke und Betten. Einiges haben sie zurücklassen müssen. Die Schallplattensammlung ist in Berlin geblieben. Der Plattenspieler steht in New York. Auf dem Boden liegen die gewohnten Perserbrücken. Das Limoges-Service ist heil angekommen, die Gläser, das sonstige Porzellan. Auch die Geräte aus Carolas Übungsraum: ein Medizinball, ein Gummiball, fünf Springseile, sechs Keulen.

Es ist September 1940, ein kalter September, und in Amsterdam friert Paula Joseph. Die Kohlen sind rationiert. Sie trägt schon jetzt, der Herbst hat gerade erst begonnen, eine Wolljacke und ihre wärmste Wäsche. Sie besucht ab und zu die Meyers, um Tee zu trinken, aber der Tee ist ebenfalls rationiert, und also wird er immer dünner. Sie bedrückt, dass sie nichts, gar nichts zu tun hat. In ihrem Zimmer ist es eng und stickig. Bei ihr wird die gesamte Pensionswäsche zum Trocknen aufgestellt. Sie geht fortwährend spazieren, durch die Straßen, durch den Park. Sie beobachtet, wie die Jahreszeiten ihn verändern. Zu ihrem 74. Geburtstag hat sie Besuch, bekommt Schokolade, Blumen, Obst. Sie selbst kauft Törtchen für die Mitmieter in der Pension und verfasst ein Gedicht für die kleine Feier. Es ist Lyrik, so schreibt sie Carola, die ihrem »Vorgänger Goethe keine Conkurrenz« macht. Sie geht davon aus, dass ihre Enkelin Dorothea auch in New York Briefmarken sammelt. »Mit den Sorgen wächst die Kraft«, schreibt Paula Joseph. Sie werde älter und einsamer, aber auch selbstständiger. Es sei, sagt sie, als würde sie noch einmal die letzten Jugendjahre durchleben. Die Auswanderung aus Deutschland, bemerkt sie, ist nach wie vor möglich. Aber aus den Niederlanden kommt niemand heraus. Ihr eigentlicher Geburtstagswunsch, das schreibt sie ihrer Tochter: »schnell, plötzlich und ohne vorherige Krankheit ins Jenseits zu wandern!«

Im September 1940 beginnt Carola in New York zu arbeiten. Sie schreibt ihrer Mutter von den ersten 28 Dollar, die sie verdient habe. Einen Schüler hat sie, das ist ein Anfang. Sie nutzt ihre Kontakte aus Berliner Zeiten, zu Otto Fenichel, zu seiner Frau Claire. Fenichel nennt ihr eine Psychoanalytikerin an einem Krankenhaus der Universität Yale. Die vermittelt ihr einen Klienten. Es ist eine stundenlange Anfahrt, aber es ist ein Einstieg. Sie nimmt den Pendlerzug von Grand Central nach New Haven, Connecticut, unterrichtet Entspannung, nimmt den Pendlerzug zurück. Liesel Edelmuth kommt als weitere Schülerin dazu. Immerhin. Liesels Mann Fritz, deutscher Chemiker, hat eine Anstellung in New Haven gefunden. Die Edelmuths haben es geschafft.

Paula Joseph erfreut sich in Amsterdam daran, dass ihre Enkelin in New York zur Schule geht. Sie hofft, ihre Fortschritte »auch mal bewundern« zu können. Sie ermahnt sie, sich in amerikanischer Geschichte und in Bürgerkunde anzustrengen, und weist schon einmal auf Präsident Lincoln hin und dass Dorothea sich dessen »unerfüllte Worte über Menschenliebe und Gleichheit« gut einprägen solle. Von einen Spielfilm schreibt sie Thea, den sie, Oma und Enkelin, einmal zusammen in Berlin gesehen hätten, eine Dickens-Verfilmung. Thea sei bestimmt »wie das kleine tüchtige Mädel« damals im Kino, »in den früheren guten Zeiten«. Paulas Briefe sind nun immer enger beschrieben, auf dünnem Papier, schwer zu entziffern.

In der Pension in der Vossiusstraat vertreiben sich die männlichen Mieter abends die Zeit mit Gesellschaftsspielen, mit Bridge. Im Bett hält Paula Joseph die Daunendecke warm, aber nicht immer. Sie friert »nach Noten« im Januar 1941. Zwei Stunden wartet sie beim Emigrantenkomitee, wird dort »erstaunt« gefragt, ob sie »überhaupt Jüdin sei«, und trifft dann auf einen »sehr sympathischen, nett und sachlichen Herrn«, der sich der Angelegenheit ihrer Ausreise annimmt und ihr zusagt, alles zu tun für sie, was in seiner Macht stünde. Es soll die Möglichkeit geben, dass betagten Eltern, deren Kinder es in die USA geschafft haben, der Familiennachzug erlaubt wird. Sie hört, dass alle Hotels in Amsterdam für Juden verboten sind. Sie sieht schon seit Längerem die Schilder an den Restaurants. Es ist das zweite Mal, dass sie diesen Prozess erlebt: erst in Berlin, nun hier. Sie schreibt dazu: »Immer wieder was Neues.« Im Februar 1941 beobachtet sie die Schlittschuhfahrer auf den Grachten. Die Stimmung unter den Flüchtlingen, sagt Paula Joseph, ist »gedrückt, abwartend und hoffend«.

Carola in New York und ihre Mutter in Amsterdam diskutieren in ihren Briefen die Damenmode. Wie bunt sie sei in Amerika, schreibt Carola aus Manhattan. Paula Joseph bestätigt das aus holländischer Perspektive. Sie sieht eine Kombination aus grünem Rock, schokoladefarbenem Mittel- und beigem Oberteil im Schaufenster eines Geschäfts. In anderen Boutiquen bemerkt sie ein Rot »wie geronnenes Blut« und dann »ein tiefes Blau«, für das sie »keine Bezeichnung« findet. Das alles werde hier miteinander kombiniert und dazu würden Hütchen getragen, die sie an die »Zeit der Kaiserin Eugenie« erinnerten, mit Früchten, mit Blumen dekorativ auf dem Haupt. »Also ist diese Mode Weltgut«, schließt Paula, sei aber dennoch »keineswegs schön«.

Nun sind Kinos für Juden verboten, ebenso die Cafés. Carolas Bruder Heinz hat das Lager Gurs in Südfrankreich verlassen, befindet sich in einem anderen Lager und arbeitet dort in einer Motorwerkstatt. Paula mahnt ihre Familie in New York, nicht so »verschwenderisch« zu sein mit Expresspost, mit Depeschen. »Es wird schon alles werden«, sagt sie, »wenn alles so weit ist.« Dann erhält sie einen Platz für die Ausreise: Auf der Exeter ist sie gebucht, Abfahrt in Lissabon, am 5. September 1941.

Man trifft sich in Amsterdam nicht mehr zum Tee, sondern zum Tee-Extrakt. Daran, dass ihre Überfahrt tatsächlich geschehen wird, glaubt Paula Joseph nicht. »So warte ich eben das Kriegsende oder den Tod ab«, schreibt sie. »Wenn das Eine nicht kommt, kommt das Andere.«

Sie muss ihre Kleider ändern, weil sie immer schlanker wird. Sie liest viel. Ein Sachbuch etwa: Anton Zischkas *Brot für 2 Milliarden Menschen*. Der Autor erzählt die Geschichte des Hungers und »des Kampfes um Brot, um Lebensraum und menschenwürdiges Dasein«. Er resümiert, dass die Menschheit zumindest eins »endlich gelernt« habe: »zu leben ohne zu morden«.[III] Im August 1941 erfährt Paula Joseph, dass sie ihren

Platz auf der Exeter verloren hat. Es werden amerikanische Passagiere bevorzugt. »Man läppert sich durch und wird zäher und zäher«, schreibt sie. Nun muss sie, weil sie Jüdin ist, um den Vondelpark herumgehen.

Ihre Tochter berichtet ihr aus New York von ihren Gallenbeschwerden und dass sie keine sauren Gurken essen könne. Paula Joseph berät sie, was die Galle angeht. Sie schreibt ihr aber auch, dass zwei Scheibchen ganz dünn aufgeschnittener saurer Gurken auf einem dünn mit Butter bestrichenen Brot das Mittagessen bei ihnen darstellen. »Ich möchte auch sagen können«, schreibt sie, »leider kann ich keine saure Gurke essen'«. Carola schickt ihr das neue Briefpapier ihres Entspannungsstudios in Manhattan, und Paula Joseph findet dafür lobende Worte.

Carola und Otto lesen den *Aufbau*. Ende November 1941 zeigt diese Zeitung der deutsch-jüdischen Community alle Widersprüche der Zeit. Man kann sich darin informieren über »Das Weiße Rössl am Central Park«, gegeben im Café Vienna an der 77. Straße. Es ist eine Show, so wirbt das Vienna, »in schlechtem Deutsch und ebensolchem Englisch«. Man lernt, dass Fred Fassler und andere »international bekannte Stars« im Old Europe am Broadway auftreten, dass die Fred Le Quorne Dance Studios Gesellschaftstanz-Stunden nach der Methode von Fred Le Quorne anbieten und die Louise Schwarz Culinary School Einzelstunden für die Zubereitung von »fancy sandwiches«. Man liest aber auch von dem, was in Europa vor sich geht. Dass 400 junge holländische Juden im Konzentrationslager Mauthausen verstorben seien, an Unterernährung, an grausamer Zwangsarbeit. Dass die Auswanderung erschwert werde und keine Züge mehr zwischen Deutschland und Lissabon verkehrten. Dass die Nationalsozialisten anscheinend dabei seien,

»ein anderes System zur ›Lösung der jüdischen Frage‹ auszuar-
beiten«. Eine Autorin namens Hannah Arendt ergründet weiter
hinten im Blatt das jüdische Selbstverständnis in Zeiten der
massenhaften Zwangsmigration. Die »von Land zu Land gejag-
ten Flüchtlinge aus aller Herren Länder« sind für Arendt »zur
Avantgarde ihrer Völker« geworden. Im 19. Jahrhundert habe
es »Weltbürger« gegeben. Nun habe man es mit »Weltreisenden
wider Willen« zu tun. Diese müssten sich ihrer politischen Bedeutung bewusst sein, um für die Freiheit des jüdischen Volkes
ebenso zu kämpfen wie für die Freiheit Europas.[112]

In Amsterdam schreibt Paula Joseph in diesen Novembertagen
ihren letzten ausführlichen Brief an Tochter, Schwiegersohn
und Enkelin. Danach wird sie mit ihnen nur noch wenige Zeilen über das Rote Kreuz austauschen können. Sie gibt an, dass
sie gesund sei. Sie erzählt aus dem Leben in der Pension. Dass
sie wieder mehr Zeit bei den Meyers verbringe, teils wegen der
»wärmeren Stube«, teils wegen der »wärmeren Geselligkeit«.
Ab und zu mache sie den anderen Gästen kleine Geschenke,
schreibt sie, so dass sie deshalb im Haus »eine, wenn auch ganz
kleine« Nummer sei.

Sie zieht sich auf ihr Zimmer zurück und liest. Schwere Lektüre. Aber sie hält sie von anderen »unnützen« Gedanken ab.
Wofür sie in ihrem Alter noch Wissen sammle, fragt sie sich
schon. Fünfundsiebzig ist sie jetzt. Aber sie sagt auch: »Lernen
kann man nie genug.« Ab und zu macht sie sich eine Tasse Tee
oder Kaffee. Das sind Reste dessen, was ihr Carola aus New
York geschickt hat. Manchmal schenkt ihr jemand etwas Zwie-
back, ein bisschen Pfefferkuchen. Die Leserin Paula Joseph, die
immer dünner wird, freut sich daran, »die vielen Zusammenhänge des Lebens und der Weltgeschehen begreifen zu lernen«.
So schreibt sie es an ihre Tochter.

5. Blumen von Charlotte

Im Restaurant ist er immer vom Tisch aufgestanden, wenn sie sich erheben wollte. Er hat ihr den Stuhl nach hinten gerückt, ihn dann wieder zum Tisch geschoben, sich wieder gesetzt. Ist wieder aufgestanden, wenn sie zurückkehrte, hat ihren Stuhl vom Tisch weg manövriert und ihn dann, während sie wieder Platz nahm, sachte nach vorn bewegt. Ein Gentleman. Als Vierjähriger ist er aus Znaim fortgezogen, der Hauptstadt der mährischen Gurkenindustrie. Znaim heißt schon lange Znojmo. Er hat nach dem Tod des Vaters vorzeitig das Gymnasium verlassen, um Geld für die Familie zu verdienen. Gerade noch hat er es aus Europa herausgeschafft, immer »Mäuschen« zu ihr gesagt und bei Spaziergängen stets ihre Hand gehalten. Er stirbt mit zweiundneunzig Jahren, am 20. Januar 1980. Die Todesanzeige im *Aufbau* sagt: »Otto Spitz (früher Berlin – New York)«.

In der ersten Zeit der Trauer übernimmt Carolas Schüler Bob Chapra die Stunden für sie. Bob sitzt dort, wo sie sonst sitzt, vorn, unter dem Wandteppich. Er schaut die Schülerinnen und Schüler an. Er fragt sie, was sie spüren. Sie antworten. Er schlägt ein Experiment vor. Sie arbeiten daran. Bob fühlt sich wie eine Mutter, die ihr kleines Kind betrachtet. Das Bewusstsein der Anwesenden, meint er, ändere sich spürbar in jeder Stunde. Nicht er löse das aus, sondern die Gruppe selbst. Der Kurs, so Bob, läuft wie von allein.

Aber Carola kommt zurück. Ihre Laufbahn hat nun erst wirklich begonnen. Die Beileidsbriefe, die sie nach Ottos Tod erhält, sind oft gleichzeitig Gratulationspost zu ihrem erfolgreichen Buch. Die Fachjournale haben *Breathing* gepriesen. Man hat sie interviewt, und sie hat ihre Lebensgeschichte erzählt, von ihren ersten Ausflügen mit den Wandervögeln über ihre Arbeit mit Elsa Gindler bis zu ihren heutigen Methoden. Die *Mademoiselle* ist ihr treu geblieben und hat sie in der großen Serie »The Right Way To Do 73 Different Things« zitiert. Sie ist, natürlich, die Expertin, die den Leserinnen die richtige Art zu atmen erklärt. In Amsterdam, der ersten Stadt ihres Exils, erscheint ihr Buch mit dem Titel *Ademhaling*: Atmen. In Paris, dem anderen Zufluchtsort, kommt *ABC de la Respiration* heraus. Die spanische Ausgabe, *ABC de la Respiración*, folgt der französischen Linie. Die Deutschen betonen wieder, oder noch immer, Naturverbundenheit. *Natürliches Atmen* zeigt auf dem Cover kein glamouröses Model mit perfektem Augen-Make-up. Stattdessen steht ein Baum auf einer Wiese.[113]

Berta Bobath, weltweit bekannte Pionierin der Physiotherapie, war in den Berliner Jahren eine von Carolas allerersten Schülerinnen. Sie steuert aus England das Vorwort für die amerikanische Neuausgabe von *Breathing* bei. Bobath hat die Ansätze Carolas auf die Behandlung von spastischen Kindern und Jugendlichen übertragen. Sie geht mit diesen jungen Menschen um, als würde sie mit ihnen tanzen: langsam, suchend, nicht nach Berta Bobaths Rhythmus, sondern nach dem ganz eigenen der Patienten. Es ist ein geduldiger Dialog. Carola habe ihr erst beigebracht, schreibt Bobath, was es mit der Koordination und dem Atmen auf sich habe.[114]

Ruth Cohn nennt das Atmen nach Speads eine »Pforte zum Raum kindlichen Staunens«. Cohn ist Psychoanalytikerin. Sie hat in New York gearbeitet und dort die Psychoanalyse zur Gruppentherapie weiterentwickelt. Nun lebt und forscht sie im Berner Oberland. Sie hat Sätze geprägt wie: »Die Couch ist zu klein« und: »In einem brennenden Haus sollte man nicht analysieren«.[115] Cohn schreibt das Vorwort für die deutsche

Ausgabe von Carolas Werk. Darin erzählt sie aus dem Berlin des Jahres 1927, als sie noch Ruth Hirschfeld hieß und Carola Speads noch Carola Joseph, als sie Rückenschmerzen und intime Fragen hatte und einen »Engels-Lockenkopf« in den Gymnastikraum kommen sah.[116]

Ein kommerzieller Erfolg wird Carolas Buch dennoch nicht. Die Konkurrenz ist immens. 1978 dominiert ein Jogging-Ratgeber die amerikanischen Bestsellerlisten. Sein Autor James Fixx verspricht, dass Dauerlaufen das Leben rundum verbessere und verlängere. Er wird 1984, dann zweiundfünfzig Jahre alt, nach seinem täglichen Training tot zusammenbrechen. Aber das ist zu diesem Zeitpunkt nicht zu erwarten. Zudem macht ein Werk namens *How to Flatten Your Stomach* Furore. Im Juni 1982 erscheint der Ratgeber *Thinner Thighs in 30 Days* und verkauft sich innerhalb von sechs Monaten über eine Million Mal.

Ist ihr Buch vielleicht zu kompliziert angelegt? Amerikanerinnen und Amerikaner erwarten in diesen prädigitalen Zeiten Hinweise, wie sie sich selbst neu erfinden oder sich wenigstens gesund und attraktiv halten können. Oder wie sich ökonomisch über Wasser halten sollen. Es ist Teil der amerikanischen Tradition seit den Puritanern: daran zu glauben, dass man sein Selbst verbessern kann und dass Bücher einem dabei helfen können.

Ein halbes Jahr nach dem Erscheinen des Wegweisers zu dünneren Schenkeln kommt dessen Nachfolger auf den Markt und verkauft sich in nur einem Monat fast 360 000 Mal. Der Titel: *30 Days to a Better Bust*.[117] Und auch im Segment der Atemliteratur hat Carola Konkurrenten. 1989 verkündet Sheldon Hendler in *The Oxygen Breakthrough* seine These, dass man mit Atemübungen innerhalb eines Monats so gut wie jede Krankheit besiegen könne. Das gelte auch für Aids, sagt Dr.

Hendler, was seine Medizinerkollegen möglicherweise überrascht. Die Expertin Pam Grout schreibt ein Buch, in dem sie garantiert, dass Pam-Grout-Atemübungen innerhalb von nur drei Wochen zum Verlust von zehn Pfund Körpergewicht führen.[118] Carolas Versprechen, das Paradies zu erblicken: Es ist wohl nicht konkret genug.

Die Korzinskis steigen an jedem Sonntagmorgen in Hawthorne, New Jersey, in einen Volvo. Er ist Autohändler, sie ist Psychotherapeutin. Sie kennen sich seit ihrer Kindheit, haben im »Polish Home« in Paterson viele Abende zugebracht, dort Polka getanzt und Mazurka. Vater Korzinski hat zuerst ein Abschleppdienst gehört. Nach Unfällen hat er die grausig zerstörten Autowracks an der Route 208 eingesammelt. Jetzt ist er Inhaber einer Volvo-Niederlassung, weil das, so meint er, die sichersten Fahrzeuge seien. Die Korzinskis nehmen, wenn sie sonntagmorgens aufbrechen, drei ihrer vier erwachsenen Kinder mit, und dann rollen sie Richtung New York. Sie kreuzen den Hudson auf der George Washington Bridge, orientieren sich rechts Richtung Upper West Side, finden einen Parkplatz, weil Sonntag ist, und fahren zu fünft im Lift zu Carola Speads hinauf.

Vater Korzinski ist ein athletischer Typ. Er war Footballspieler in der High School. Im Zweiten Weltkrieg hat er sich freiwillig zum Militärdienst gemeldet. Wollte die Welt sehen. Er kam nach Hiroshima und Nagasaki, kurz nach Kriegsende. Ihm wurde klar, dass es sich bei den Aschehaufen unter seinen Stiefelsohlen um die Überreste verbrannter Menschen handelte. Seinem jüngsten Sohn gesteht er eines Tages, dass er, wenn er von seinen Erlebnissen in Japan erzählen will, immer weinen muss und dass er nicht will, dass ihn jemand weinen sieht, weil er nicht wie eine »fucking pussy« wirken will. Dass er deshalb über diese Dinge nicht spricht.

In Carolas Studio sitzt Vater Korzinski und spürt seinem Atem nach. So wie es seine Frau macht, seine Kinder, die anderen Schülerinnen und Schüler. Hier muss er nicht sprechen. Er geht umher, wie die anderen auch, und balanciert, ein neues Experiment Carolas, einen Medizinball auf dem Kopf. Atmet. Lässt sich auslachen und lacht mit, als seine Gymnastikhose plötzlich und unerwartet ein für alle sichtbares Loch aufweist. Er spürt, wie gut die Arbeit seinem vom Football ruinierten Rücken tut und vielleicht auch etwas von dem Schmerz auflöst, den die Zeit als Soldat in ihm hinterlassen hat.

Nach einer Stunde bei Carola geht es allen fünf Korzinskis besser. Sie kaufen noch Bagel in Manhattan. Dann fährt der Volvo zurück nach New Jersey.

Sie geht auf die neunzig zu. Carolas Enkel Alan kommt mit einer Videokamera zu ihr in die Wohnung. Er interviewt sie. »Why don't you tell us about some of your things, Omi?« So beginnt das Gespräch. Sie steht an der Vitrine mit dem Porzellan und deutet auf Teekannen. Sie erzählt, wem sie einst gehörten. Dann setzt sie sich auf die Couch und berichtet Alan und seiner Kamera von ihrem Großvater, der in Krefeld wohnte, Pferde besaß und der, als sein Lieblingsross gestorben war, es ausstopfen und in den Stall neben die Kutsche stellen ließ. Von ihren Eltern erzählt sie und von deren weiten Reisen und dass die kinderlose Tante Lieschen dann immer die kleine Carola und den kleinen Heinz gehütet habe. Die Eltern fuhren nach Ägypten, eine Woche den Nil hinauf und eine Woche den Nil wieder herunter und dann brachten sie den Kindern ein Krokodil als Geschenk mit. Auch dies: ausgestopft. Sie erzählt von der Mademoiselle für die privaten Französischstunden und von der für das Englisch zuständigen Miss. Von der Bäckerei unten im Haus. Der besten Bäckerei Berlins. Dann will Alan wissen, wie es im Krieg war und in der Nazizeit, und sie erzählt ihm von der Haft Ottos und von ihrem Einsatz für ihn, bis er endlich frei war.

Harry besucht sie, der Mann ihrer Nichte Frances. Er ist Lehrer an der Upper East Side, wohnt mit Frances auf der Upper West Side, radelt durch den Park zur Schule und wieder zurück. Manchmal stellt er das Rad vor Rossleigh Court ab, fährt hinauf in die zehnte Etage und berichtet Carola von seinen Rückenschmerzen. Sie lässt ihn ein paar Maßnahmen ausprobieren. Stets erinnert sie ihn an den wichtigsten Punkt: Harry, sagt sie, die Übungen werden nicht funktionieren, wenn du dabei nicht bewusst atmest.

Sie lässt einen Antiquitätenhändler kommen, um ihr deutsches Mobiliar und Porzellan schätzen zu lassen. Die Armoire aus dem 17. Jahrhundert ist 3500 Dollar wert, die Walnusskommode 2700 Dollar. Sie besitzt zwölf Teller echtes Meissener Porzellan, etwa von 1840. Insgesamt wird das Dutzend auf 900 Dollar geschätzt. Kurze Zeit später lässt sie Alan, Enkel und Anwalt, eine Patientenverfügung aufsetzen. Sie unterschreibt, dass sie nicht von Geräten am Leben gehalten werden und dass sie ihre letzten Tage zu Hause und nicht im Krankenhaus verbringen will. Sie möchte nicht künstlich ernährt werden. Sie möchte keine mechanische Beatmung.

In 251 Central Park West übernimmt nun die Firma Orwell Management die Hausverwaltung. Das Gebäude gleich nebenan, zuvor nach Peter Stuyvesant benannt, wird in Orwell House umgetauft. Unter den belesenen Mietern kursiert das Gerücht, dass niemand in der Firma Orwell heißt oder je hieß, sondern dass es nur darum geht, mit diesem Namen die Lust an der Überwachung so deutlich wie möglich zu machen. Carola gerät in den Orwell-Fokus. Die Hausverwaltung weiß, dass sie ein Geschäft in ihrer privaten Wohnung betreibt. Weil das nicht erlaubt ist, wird ihr der Rausschmiss angedroht. Damit kommen die Orwellianer nicht durch, aber für eine Weile müssen ihre Schülerinnen und Schüler flüstern, wenn sie zusammen durch die Lobby gehen. Sie müssen, zusätzliche Strafmaßnahme, den ordinären Aufzug benutzen, den für Lieferanten und Handwerker, nicht den für die distinguierten Bewohner.

Ihre Schülerin Shelley kommt sie immer wieder einmal auf eine Tasse Tee besuchen. Sie sitzen in der Küche. Shelley empfiehlt Carola ein neues Buch: *Solitude*. Anthony Storr, englischer Psychoanalytiker, schreibt darin über das Alleinsein. Enge, intime Beziehungen, sagt Storr, würden viel zu selbstverständlich als Grundlage für eine glückliche Existenz benannt. Er betont dagegen die Vielzahl nichtintimer Beziehungen, die eine ebenso zentrale Bedeutung für ein erfülltes Leben hätten. Storr verweist auf Verbindungen zu Nachbarn, Bekannten, Freunden, Kolleginnen. Intime Beziehungen, schreibt er, seien »*ein* Mittelpunkt«, um den sich ein menschliches Leben drehe, nicht zwangsläufig »*der* Mittelpunkt«. Und besondere Menschen gingen immer wieder durch Perioden der Einsamkeit, ohne ihre Leben als bedeutungslos zu begreifen.[19] Ihrer Lehrerin, erinnert sich Shelley, habe *Solitude* sehr gefallen.

1991 fliegt Carola nach Paris, um dort zu unterrichten. Vierzig Pariser erscheinen – und sie führt sie in die Kunst des Atmens ein. Sie lässt sie sich selbst beklopfen und einander beklopfen. Sie lässt sie durch Strohhalme exhalieren. Eine Frau beklagt sich, dass sie das Klopfen als »traumatisch« empfunden habe. Ein Schüler fragt Carola nach dem Kurs, was sie von diesem Einwand halte. Sie sagt, sie würde der Frau empfehlen, sich nicht selbst zu schlagen. Die Leute sollen abwarten, sagt sie. Sie sollen Geduld haben mit sich. Und mit anderen. Das sei wie mit dem schreienden Baby, das man nicht gleich, wenn es nicht mehr schreit, loslassen sollte, sondern erst dann, wenn es wirklich wieder friedlich sei. Woran erkennt man, dass es friedlich ist? Daran, dass es regelmäßig atmet.

Man muss nur einmal inhalieren und schon erlebt man die größtmögliche Euphorie. Alles, was man benötigt, ist eine Pfeife und ein Feuerzeug. Dazu noch kristallisiertes Kokain. »Crack« nennt man die neue Droge auf der Straße. Man atmet ein und ist nach zehn Sekunden vollständig high. Fünf Minuten lang, dann ist es wieder vorbei, aber das Glücksgefühl ist so groß, dass man kaum anders kann, als komplett abhängig zu werden. »To crack a whip«: Das heißt »mit der Peitsche knallen«. Deshalb stehen Dealer in New York an Straßenecken, bewegen einen Arm, schlagen stumm die unsichtbare Gerte. Um die Intensität zu erhöhen, ist die Pfeife sehr kurz. Also verbrennen sich Crack-Raucher beim Einatmen die Münder und man erkennt sie dann an ihren »crack lips«. Zu den Nebenwirkungen gehören schwere Atemprobleme, die an die Effekte von Lungenentzündung erinnern: Dann spricht man von der »crack lung«. Die amerikanische Regierung führt jetzt, in den frühen neunziger Jahren, einen »Krieg gegen Drogen«, der auch ein Krieg gegen die sein könnte, die von Crack nicht loskommen.[120]

An der Wand von Charlotte Selvers Wohnzimmer hängen kalligrafierte Zeilen des Rainer Maria Rilke: »Atmen, du unsichtbares Gedicht! / Immerfort um das eigne / Sein rein eingetauschter Weltraum. Gegengewicht / in dem ich mich rhythmisch ereigne.« Am 15. September 1991 ist Charlottes Mann Charles gestorben. Seine Asche wird in dem Garten vergraben, den er selbst auf der Green Gulch Farm in Muir Beach,

Kalifornien, angelegt hat. Man spürt hier die Winde, die vom Pazifik herkommen, und man blickt auf das glitzernde Meer.[121]

Charlotte, neunzig, verarbeitet den Verlust und unterrichtet weiter. Ihren Schülerinnen und Schülern sagt sie, wenn es nötig ist, mit ihrem immer noch harten deutschen Akzent, dass sie »on the wooden path« seien. Das verstehen Amerikaner nicht, denen das Konzept vom »Holzweg« fehlt. Sie hören Charlotte sagen, eine Idee sei »oldbacon«. Das ist ihre sehr direkte Übersetzung für »altbacken«. Ihre Schüler sagen, dass Charlotte regelmäßig fünf Jahre jünger würde. Mit achtundneunzig Jahren wird sie noch einmal heiraten.[122]

1992 stolpert Carola in ihrer Wohnung über einen Teppich. Sie stürzt, bricht sich die Hüfte. Aber es gelingt ihr, zum Telefon zu robben, um Hilfe zu holen. Die Kraft für diese Aktion, sagt sie später, habe sie ihrer Arbeit zu verdanken.

Zwei Jahre später macht sie wieder Werbung für ihre Stunden. Sicher weiß sie, dass Charlotte Selver ebenfalls noch aktiv ist. Sie hat Schülerinnen, die bei ihr und bei Charlotte Körperarbeit betreiben. Vielleicht spornt sie das an.

In ihrem Werbetext schreibt Carola von den »turbulenten Zeiten«, in denen ihre Klienten leben. Sie bietet eine Montagsgruppe an, Mittwochsgruppen, eine Freitagsgruppe, Einzelstunden. Sie verspricht, dass ihr Training nicht nur der körperlichen Gesundheit helfe, sondern die Stimmung gleich mit verbessere. Orwell hat nachgegeben. Die Schülerinnen und Schüler dürfen wieder den vornehmen Aufzug benutzen.

Inzwischen tragen die Klienten keine knappe Badekleidung mehr, sondern weiße Leggins und Oberteile. Sie verehren Carola vielleicht noch mehr als zuvor. Sie bewundern ihre Leichtigkeit, ihre Freundlichkeit. All die anstrengenden Konflikte, die Menschen so beschäftigen, scheinen sie nicht zu berühren.

Sie spielen sich auch hier im Studio ab, selbst bei diesen bewussten Atmern. Da will eine Schülerin an einem sonnigen Tag, dass die Jalousien heruntergelassen werden. Das sei ganz wichtig. Das Licht störe so. Jeder weiß, dass es der Dame nur um ihr Ego geht, nicht ums Licht, dass sie wahrgenommen werden will in ihren Bedürfnissen, und deshalb kommen die Jalousien herunter, und Carola macht mit einem leichten Lächeln deutlich, so meinen die anderen zumindest, was sie von diesem Flehen um Anerkennung hält. Dann ruhen sie wieder im nun dunkleren Studio. Liegen auf dem Bauch. Heben ein Bein an. Senken es wieder. Atmen.

Shelley steht vor Carola. Carola schaut sie an. Shelley meint, dank der Arbeit hier oben mehr Platz in ihrem Körper zu haben. Das Gefühl kommt, wenn sie auf ihrer Matte atmet: wenn sie so lange ruht, dass es eigentlich zu lange ist und wenn sie dennoch weiter still bleibt. Dann entsteht dieser Raum in ihr. Diese Weite. Und das zu spüren, sagt Shelley, ist ein echtes Glücksgefühl. Sie hat vorher alles Mögliche ausprobiert: Feldenkrais und Rolfing, die Alexander-Methode und die Anti-Gymnastik. Erst im Studio der Körperlichen Umerziehung hat sie das gefunden, was sie wirklich sucht. Sie ist Carola dafür dankbar, aber auch sich selbst, weil sie diese Weite, diesen Raum ja nur durch die eigene Geduld erreicht hat.

Dann sagt Carola – und ein Kompliment ist das nicht: Shelley, deine Arme sind so »muscle-bound«. Shelley schaut an sich herab. Sie blickt nach rechts. Nach links. Ist perplex. Geht nach Hause und betrachtet sich im Spiegel. Tatsächlich: Die Arme sollen doch eigentlich hängen, so wie Arme es tun, aber Shelleys Arme, zu angespannt, hängen nicht. Ihre Lehrerin sieht alles.

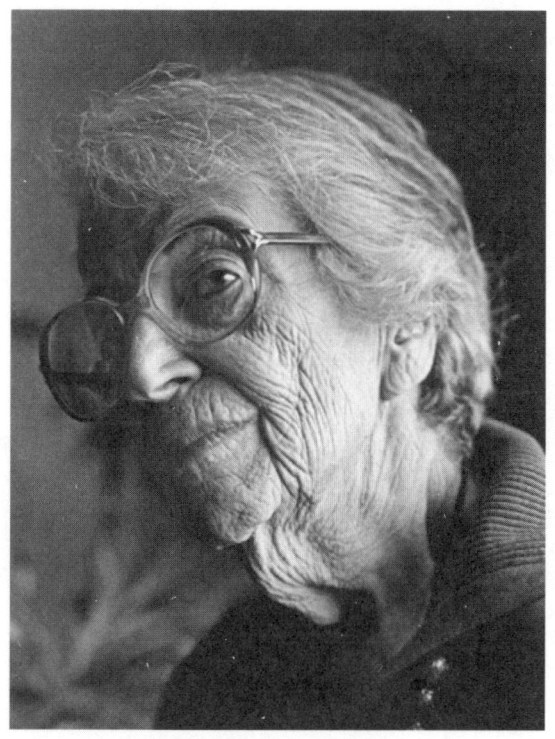

Carola Speads im Studio, 1995:
Porträt von Robert Ullmann.

Neunzig Minuten bei Carola kosten nun vierzig Dollar. Jedes Jahr im September erhöht sie die Preise. Man lässt die Scheine in einem Umschlag auf der Kommode liegen. Ein weibliches Mitglied des Rockefeller-Clans zählt zu ihren Klientinnen. Sie hinterlässt zusätzlich zum Bargeld noch stets einen Strauß frischer Blumen, gepflückt in den Gärten des Familiensitzes. Manche Schülerinnen bekommen die Stunden kostenlos, wenn Carola merkt, dass es bei ihnen finanziell knapp ist.

Die Leute denken nach der Lektüre ihres Buchs oft, dass sich alles bei ihr ums Atmen drehe. Aber erst einmal ist es wichtig, den Körper so zu lockern, dass er überhaupt befreit Luft holen kann. Allein die Augen zu entspannen braucht seine Zeit. Damit kann man sich neunzig Minuten lang befassen. Carola sitzt auf einem Hocker, das Kinn auf der Hand. Sie sieht ihnen zu. Erst spüren sie die oberen Augenlider. Dann die unteren. Dann die äußeren Augenwinkel. Dann die inneren. Good. Keep working. Dann erspüren sie die Stelle, wo die Augenlider sich treffen. Dann ist die Stunde vorbei.

Nach dem Kurs kommen sie nun manchmal ins Plaudern. Carola erzählt von ihren Eltern, die auf der Rückreise von Ägypten, im Zug, dem König von Siam begegnet seien. Sie berichtet von den eleganten Seidenvorhängen in ihrem ersten eigenen Studio, von ihrem modernen Mobiliar dort, in der Offenbacherstraße in Berlin-Friedenau. Sie erzählt, dass sie damals, vor der Hitlerzeit, einmal zum »Storch von Berlin« gerufen worden sei, dem prominentesten Gynäkologen seiner Epoche, und dass sie dessen schwer kranke Frau auf ganz einfache Art geheilt habe: Sie habe sie ins Wasser des Wannsees getaucht und so ihr Fieber gesenkt. Carola erzählt, dass ihr Bruder Heinz damals vor dem Krieg ein Segelboot in Marseille gehabt habe. Irgendwann sei er einfach davongesegelt ins blaue Mittelmeer, davongesegelt und nie zurückgekehrt. Diese Geschichte entspricht nicht den historischen Tatsachen. Eine Schülerin schaut Carola an und ist sich sicher, dass ein Leuchten aus dem Körper der Lehrerin dringt.

Die Welt, in der man nicht atmen kann, liegt nicht weit von Rossleigh Court entfernt. Man fährt fünfzehn Blocks nach Norden, dann biegt man nach rechts Richtung East Harlem. Die Abgase von Dieselbussen und Müllfahrzeugen steigen dort, an der 100. Straße, in die Wohnungen der Menschen und in ihre Atemwege. Sie machen Kinder zu Asthmatikern, bringen ihre Nasen zum Bluten, verwandeln Jungen und Mädchen in schwache, hustende Dauerpatienten. In der South Bronx, noch ein Stückchen weiter nördlich, erfasst Asthma ganze Familien. Kinder spielen hier, Kinder rennen, wie überall – aber für sie kann jede körperliche Anstrengung zur nächsten Asthmaattacke führen. All das ist nicht neu. Anders ist nur, dass sich Menschen in Harlem und in der South Bronx 1988 zusammengetan und eine Organisation gegründet haben: WE ACT. Sie führt einen politischen Kampf, der soziale Ungleichheit, Rassismus und Umweltverschmutzung als miteinander verknüpfte Probleme versteht. Weil die Tatsache, dass durch Harlem und die Bronx besonders viele Müllwagen und Busse fahren, kein Zufall sei, sondern ein Effekt, das meint WE ACT, von »environmental racism«. In nicht stigmatisierten Stadtteilen werden Opernhäuser gebaut, in den anderen Mülldeponien und Busdepots. WE ACT sagt: »Don't just breathe this all in.«[123]

Die Zahl der Asthmapatienten weltweit steigt um die Jahrtausendwende dramatisch an. Bald wird ihre Zahl 150 Millionen betragen und die Zahl der jährlichen Todesfälle wird in die Hunderttausende gehen. Es ist noch immer nicht klar, was die Atemkrankheit auslöst. Es gibt weniger Asthmatiker im extrem verschmutzten Athen als in der sauberen Luft von Neuseeland. Die Quote ist auf den Malediven höher als in Europa. Wissenschaftler setzen sich mit der Hausmilbe auseinander, mit Teppichen und Teppichböden, mit den 100 000 Milben auf einem Quadratmeter Wohntextil. Andere Forscher finden heraus, dass die Zahl der Geschwisterkinder die Asthma-Wahrscheinlichkeit beeinflusst. Je weniger Geschwister, desto höher scheint die Möglichkeit, die Krankheit zu bekommen – aber dann wird diese Erkenntnis, wie so viele andere, wieder angezweifelt. Studien belegen die Rolle von exotischer Ernährung, die Asthma auszulösen scheint – oder vielleicht auch nicht. Eventuell ist die deutsche Kakerlake doch schuldlos, nicht aber Übergewicht, Stress, Medikamentenabhängigkeit. Möglicherweise führt der Klimawandel zu einer Vermehrung von Allergenen. Immer deutlicher wird, dass das Asthma, einst ein Oberschichtsleiden, sich nun sozial umdreht und zu einer Krankheit der Armen wird.[124]

Andere Mediziner stellen den Begriff »Asthma« insgesamt infrage. Zu unklar erscheint das Krankheitsbild, zu sehr ist es verknüpft mit anderen Atemwegserkrankungen. Angesichts der globalen ökologischen Krise erweitern Forscher ihre Perspektive. Die Weltgesundheitsorganisation wird feststellen, dass weltweit jährlich sieben Millionen Todesfälle auf Luftverschmutzung zurückzuführen seien. Lungenkrebs, Schlaganfälle und Herzkrankheiten treten auf, weil Menschen zu viele Abgase einatmen: von Automobilen, Fabriken, Müllverbrennungsanlagen oder aus der privaten Verbrennung von Holz, von Kohle, um zu kochen und zu heizen. Die schlechteste Luft findet sich im Nahen Osten, in Afrika, in Südostasien. Großstädte sind besonders tödlich. Verbessert hat sich die Luftqualität nur dort, wo auch die ökonomische Situation am besten ist.[125]

Carola Spitz' Körper, den sie ihre gesamte berufliche Laufbahn lang beobachtet hat, zu dessen Wärme, Kühle, Atmung, Anspannung, Entspannung sie detaillierte Notizen angefertigt hat, erfasst 1995 ein Schlaganfall, der ihr Leben verändert. Sie ist jetzt halbseitig gelähmt und kann, weil auch ihr Brustkorb betroffen ist, nur mit äußerster Mühe sprechen. Ihre unabhängige Existenz scheint vorbei. Geschlossen ist das Studio. Ihr neues Zuhause ist ein Pflegeheim.

Sie sitzt dort im Rollstuhl und verweigert die Medikamente. Eine Schülerin besucht sie, schiebt sie nach draußen in den Garten, fragt sie, ob sie nun, in dieser Situation, ihre eigene Arbeit anwende. Carola schüttelt den Kopf. Konsequent agiert sie als renitente Anstaltsinsassin, die nichts akzeptiert, was ihr helfen könnte. Vor acht Jahren noch hat sie, zusammen mit einer Koautorin, einen Artikel über das Atmen in einem Fachbuch für Altenpflege publiziert. Sie hat darin ausgeführt, wie das bewusste Luftholen helfen kann, die Herausforderungen des Alterns zu meistern – wie es die Lethargie besiegt und den Kummer, und wie es einen positiven Blick auf das Leben ermöglicht.[126] Als Patientin aber gibt sie auf. Sie spricht nicht mehr. Vielleicht frustrieren sie die Mühen. Vielleicht schämt sie sich.

Carola, das meinen ihre Schülerinnen, muss zurück nach 251 Central Park West. Sie muss wieder Stunden geben. Dorothea Fraade soll dabei helfen. Carolas Tochter, inzwischen zweiundsiebzig, ist ihrer Mutter gegenüber noch immer sehr pflichtbewusst. Aber Dorothea hat einen Mann, der ebenfalls Schlaganfallpatient ist. Auch er ist unfähig, allein für sich zu sorgen. Sie lehnt den Plan ab. Es wird verhandelt und noch einmal verhandelt, und am Ende kehrt Carola in ihre Wohnung zurück. Dolly ist nun bei ihr, von den Schülerinnen bezahlt, eine Pflegerin aus der Karibik, anwesend vierundzwanzig Stunden am Tag. Auch Dolly ist eine ziemlich starke Persönlichkeit. Sie und Carola kommen nicht konfliktfrei miteinander aus. Aber das Studio der Körperlichen Umerziehung hat wieder geöffnet.

Eine Sache muss nun noch geklärt werden: der Streit mit Charlotte Selver. Das Carola-Camp ist davon überzeugt, dass Charlotte damals, kurz nach dem Krieg, die Integrität der Lehrerin Carola Speads infrage gestellt habe. Nun soll sich zeigen, ob Carola ihr verzeihen kann. Mary Alice Roche kennt beide Frauen gut. Sie hat erst bei Charlotte Achtsamkeit gelernt und dann Carolas Kurse entdeckt. Sie will die Versöhnung organisieren.

Charlotte Selver, meinungsfreudig, aber harmoniebedürftig, erklärt sich zu einem Treffen bereit. Carola möglicherweise auch. Also führt Mary Alice die beiden Gymnastiklehrerinnen fast ein halbes Jahrhundert nach ihrem Bruch zusammen. Aus dem Lift wird Charlotte, im Rollstuhl, in Carolas Studio gefahren. Carola bekommt einen Blumenstrauß. Charlotte spricht. Carola schweigt. Es ist nicht klar, ob sie sprechen würde, wenn sie es könnte. Eine Beobachterin wird später sagen, dass Carola keine freundliche, versöhnende Geste gezeigt habe. Die Zusammenkunft sei schmerzhaft und peinlich gewesen. Eine an diesem Tag abwesende Carola-Schülerin bezeugt, es habe sich um ein warmes, freundliches Wiedersehen gehandelt. Um eine Versöhnung – nach all den Jahrzehnten.

Die Stunden gehen weiter. Carola Speads, gelähmt, sprachlos, schaut auf Schülerinnen und Schüler, die in weißer Wäsche vor ihr auf dem Boden sitzen. Sie gibt ihnen Signale mit der linken Hand. Diese kann sie noch bewegen. Sie klopft mit ihrem Finger an die Schläfe, um zu zeigen, dass sie sich konzentrieren sollen. Wenn sie sie missverstanden haben, schlägt sie mit der flachen Hand auf das Tischchen ihres Rollstuhls. Sie stellt den Daumen auf, wenn sie leicht und offen erscheinen. Wenn sie angespannt wirken, macht sie eine verkrampfte Grimasse. Ist die Hand einer Schülerin zu locker, dann zeigt sie mit ihrer eigenen Hand, dass eine solche Hand lebendig ist und nicht nur ein loser Anhang des Körpers. Sie berührt ihr Knie, um ihnen zu sagen, dass sie ein Knie heben sollen. Wenn Carola merkt, dass sie alle in gutem Zustand sind und dass die Zeit gekommen ist, einfach nur zu sitzen und Luft zu holen, dann schiebt sie leicht ihre Lippen nach vorn und ihre Schülerinnen erkennen das Signal. Stille. Geduld. Versenkung. Sie sitzen. Sie atmen. Mit ihnen atmet Carola.

Knapp zwanzig Jahre später sitzen Sie, zu Besuch aus Deutschland, mit Steven Fraade und Jonathan Fraade in einem großzügigen Wohnzimmer eines Einfamilienhauses in Connecticut. Sie haben die Fraades gerade zum ersten Mal persönlich kennengelernt. Es handelt sich um zwei der drei Enkel der Carola Spitz – gelassene Männer, mit denen sich gut reden lässt. Am 26. Juni 1999 ist ihre Großmutter nach einem zweiten, heftigeren Schlaganfall gestorben. Zwei Monate vor ihrem Tod hat sie noch Stunden gegeben. Sie ist jetzt, an diesem sonnigen Septembervormittag früh in der Trump-Ära, präsent im Gespräch: als Großmutter, als Lehrerin, als Emigrantin. Durch das Panoramafenster schauen Sie auf Bäume. Sie erblicken Rehe, die durch den Wald ziehen, auf dem Weg zu einem Bach, ihrer Wasserstelle. An jedem Werktag verlässt Jonathan Fraade morgens dieses Haus, fährt mit dem Auto zum Pendlerbahnhof Westport, steigt in ein Metro-North-Abteil und eine gute Stunde später in Grand Central wieder aus, um in Manhattan zur Arbeit zu gehen, als Senior Client Portfolio Manager in der Global Fixed Income, Currency & Commodities Group bei

J. P. Morgan. Heute hat er sich freigenommen. Sein Bruder Steven ist am Morgen mit dem Auto aus New Haven gekommen. An der Universität Yale ist er der Mark Taper Professor of the History of Judaism.

Mit den Fraades besprechen Sie, was für eine Sorte Großmutter Carola Spitz war. Dabei kommen Sie nicht ohne Klischees aus. War sie eher eine warme, gefühlvolle Omi? Eher eine moderne, professionelle Frau? Auf eine Antwort können sich Steven und Jonathan, beide über sechzig, nicht recht einigen. Sie diskutieren die Frage, was es bedeutete, dass sie durchaus ab und zu – und hier müssen die Brüder Sie nach dem Fachbegriff für »meatballs« in heller Sauce fragen – Königsberger Klopse zubereitete, was eher dem traditionellen Omi-Bild entsprochen habe. Dass sie aber ihre Arbeit sehr scharf vom Privatleben trennte und ihr die Körperliche Umerziehung ihrer Klienten, so scheint es den Enkeln, wesentlich wichtiger gewesen sei, als es Königsberger Klopse je hätten sein können. Jonathan und Steven sagen, dass vielleicht eher Otto, der Opa, der herzlichere der beiden gewesen sei. Er war der, mit dem man knuddelte. Er tauchte bei Schulterminen und Musikaufführungen auf, wenn Carola die Arbeit dem Familiären vorzog – oder vorziehen musste. Jonathan erzählt von der bitteren Armut vieler betagter jüdisch-deutscher Emigranten in New York. Für ihre Großeltern sei es anders gekommen. Ein Glück.

Auf einem Tisch dieses Wohnzimmers mit Waldblick stehen Pappkartons mit dem Nachlass der Carola Spitz. Die Kisten sind voller Briefe und Tagebücher, voller Rechnungen, Presseausschnitte und Stundennotizen. Viele Unterlagen über die Schülerinnen und Schüler des Studio of Physical Re-Education haben die Fraade-Brüder weggeworfen: auch weil sie annahmen, nicht ganz korrekt, dass diese Papiere niemanden interessieren würden. In den Kisten finden sich aber amerikanische

Blutspendeausweise aus den späten vierziger Jahren, das Mai-Heft der *Mademoiselle* von 1970, eine im Oktober 1930 erschienene Ausgabe von *Die schaffende Frau: Zeitschrift für modernes Frauentum* und ein Heft mit Gedichten und Fotografien über Schwarzwaldwanderungen aus den frühen zwanziger Jahren. Diridi, Diridu, aus Witz.

Verbringen Sie die darauffolgende Nacht im Holiday Inn von Bridgeport, Connecticut. Einige Zimmer des Hotels sind dauerhaft von einem Zentrum für Schlafmedizin angemietet. Polysomnografische Techniker überwachen hier die komplexe Atmung von Extremschnarchern.[127] Aber die Versuchspersonen scheinen nicht gleich nebenan zu liegen. Nehmen auch Sie, daher gut ausgeruht, am nächsten Morgen den Metro-North-Zug nach Grand Central. In New York City eröffnet sich Ihnen Carolas Leben. Vermuten Sie zumindest.

Laufen Sie durch Washington Heights. Steigen Sie steile Anhöhen hoch. Schauen Sie auf den Hudson, die George Washington Bridge, auf New Jersey. Drehen Sie dann wieder um und gehen Sie zur Fort Washington Avenue zurück. An diesem Samstagnachmittag trägt fast jeder männliche Passant eine Kippa. Nur auf dem Schulhof der Public School Nr. 187 halten kippalose Latino-Jugendliche die Basketballkörbe besetzt. Schauen Sie auf die andere Straßenseite: auf 660 Fort Washington, das erste Wohnhaus von Carola, Otto und Dorothea in Manhattan. In diesem Moment tritt eine großzügig tätowierte junge Frau aus dem Haus. Ihre Haare strahlen rosa.

Gehen Sie nun den Hügel herunter Richtung U-Bahn. Sie bemerken die Linie, die der Broadway zwischen den jüdischen, *upper middle class* Heights zieht und den einst irischen, nun mittelamerikanischen, nicht so *upper*, aber dennoch *middle class* Heights. Sie stehen diesseits, an der Mount-Sinai-Synagoge, in der Ezra Schwartz als Senior Rabbi und Mordecai Schnaidman als Rabbi Emeritus tätig sind, und schauen jenseits des Broadway auf La Cabaña Salvadoreña, wo »comidas tipicas Salvadoreñas« angeboten werden und nebenan Dr. R. De La Cruz seine Akupunkturpraxis unterhält. Laufen Sie den Hügel hoch zur St. Nicholas Avenue. Sie hören wummernde Bässe aus SUVs: mal Merengue, mal Hip-Hop. An der 191. Straße nehmen Sie die Subway, wie Carola in den vierziger Jahren. Rollen Sie unter Harlem hindurch. Steigen Sie an der 81. Straße aus und biegen Sie am Central Park West auf der Höhe des Diana Ross Playground in den Park ab. Nun befinden Sie sich ein Stück südlich der Wasserfläche, die Carola Spitz in einem Brief an Elsa Gindler so anschaulich beschrieb und die inzwischen Jacqueline Kennedy Onassis Reservoir heißt. Sie finden den Weg zum Belvedere Castle, laufen um den Turtle Pond, suchen am Ufer dieses Teichs den Baum, den Carolas Schülerinnen dort für sie gestiftet haben, schauen nach der Carola-Speads-Gedächtnistafel, finden sie nicht, wandern noch einmal um den Turtle Pond, sehen sie noch immer nicht und werden später erfahren, dass es den Baum für die verehrte Lehrerin zwar durchaus gibt, eine schwarze Birke, aber kein Schild mit ihrem Namen.

Eigentlich wollten Sie in New York in die Gegenwart schauen und nicht nur der Vergangenheit nachgehen. Es gibt eine Atemlehrerin in der Stadt, die Sie gern treffen würden: Belisa Vranich, genannt Dr. Belisa. Sie weiß, dass man innerhalb von vierzehn Tagen mit speziellen Atemtechniken seine mentale und körperliche Gesundheit komplett verändern kann. Zu ihren Techniken gehört etwa der »Rock 'n' Roll Breath« (sehr tief). Dr. Belisa, Atemlehrerin einer neuen Generation, gibt im Netz Präsentationen, die vor falscher, also vertikaler, Atmung warnen. Sie haben erfolglos versucht, sich mit ihr zu verabreden.

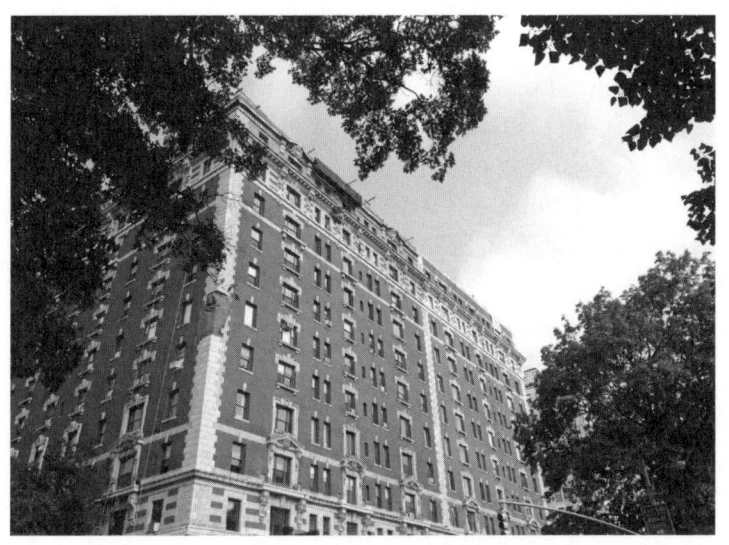

251 Central Park West.

Der Ex-Soldat Dan Brulé ist ebenfalls in dem Geschäft tätig. Er empfiehlt das hypopressive Atmen, um den Kreislauf anzuregen, den Bauch zu verflachen, sowie Inkontinenz, Verstopfung und sexuelle Probleme gleichzeitig in den Griff zu bekommen. Der hypopressive Luftholer atmet erst ein, dann aus, tut dann so, als würde er einatmen, macht es aber nicht, erweitert auf diese Weise seinen Oberkörper, hält das zehn Sekunden lang und atmet dann erst ein. Dr. Belisa ist Psychologin. Sie verspricht ihren Schülern einen größeren Hippocampus, einen vitaleren temporoparietalen Übergang und ein gekräftigtes Stammhirn.[128]

Atmen Sie wie Dan Brulé. Atmen Sie wie Dr. Belisa. Oder erkunden Sie die Welt einer Atemlehrerin, die von ihren Schülern mehr Geduld einforderte als nur zwei Wochen ihres Lebens. Und die keine Versprechen machte, die Hippocampus oder sexuelle Leistungen betrafen. Besichtigen Sie 251 Central Park West, erst einmal von außen. Laufen Sie ein paar Blocks Richtung Westen und trinken Sie Kaffee mit Carola Spitz' Nichte Frances und deren Gatten Harry, an der West End Avenue. Notieren Sie sich, dass Fritz Spitz, wie Frances erzählt, irgendwann die Arbeit in der Fredo-Nachfolgeboutique aufgab, sie seiner Frau Adele überließ und dass Adele bei dieser schweren Aufgabe auf einen langjährigen Mitarbeiter namens Hercules zählen konnte. (Er hatte griechische Wurzeln.) Machen Sie an der Upper West Side einen kurzen Spaziergang mit Frances und einem japsenden Großmops, bis der Hund, der normalerweise auf der Upper East Side bei einem von Frances' und Harrys Söhnen wohnt, nach etwa zehn Metern einfach stehen bleibt. Er weigert sich, weiterzuwatscheln, vielleicht weil er vertikal atmet. Stecken Sie im zwölften Stock von 251 Central Park West, zwei Etagen über dem früheren Studio der Körperlichen Umerziehung, dem hysterisch kläffenden Hündchen der Broadway-Schauspielerin Joanna Glushak einen Ihnen von der Aktrice explizit zu diesem Zwecke angereichten Brocken Hühnerfleisch ins Maul, damit ein Vertrauensverhältnis entsteht, auch zum Hund. Von Joanna erfahren Sie eine Unmenge an Geschichten aus Rossleigh Court. Von diesen, das sagt sie leider deutlich, darf ein Großteil nicht aufgeschrieben und niemals in irgendeiner Form verwendet werden. Joanna agiert derzeit im Ensemble von *Warpaint*, einem Theaterstück über die Rivalität zwischen den Make-up-Mogulinnen Elizabeth Arden und Helena Rubinstein. Schauen Sie aus dem Fenster und genießen Sie fast denselben Blick wie Carola Speads. Grämen Sie sich nicht, dass man an diesem sehr dunstigen Tag kaum etwas sieht. Treffen Sie sich mit Alan, Carolas Ihnen noch unbekanntem Enkel, in dessen Anwaltskanzlei an der Madison Avenue, gleich um die Ecke von der Carl Gustav Jung Foundation an der 39. Straße. Der kenianische Gebirgsstamm der Elgonyi habe kein einziges religiöses Ritual. Das meint jedenfalls Carl Gustav Jung. Aber bei Tagesanbruch, sagt Jung, atmen und spucken die Elgonyi auf die Hände, drehen diese dann um, halten sie hoch, gen Himmel, in die aufgehende Sonne, um ihr so ihren Lebensgeist (Atem) und ihre Lebenskraft (Spucke) anzubieten.[129] Alan Fraade ist sehr freundlich, hat aber nicht viel Zeit. Kehren Sie abends mit der früheren Opernsängerin Susan Gregory, einst Susan Elrauch, bei Go Go Dim Sum in Chinatown ein. Den Mond begrüßen die Elgonyi, sagt Jung, ebenfalls mit Atem und Spucke. Bedenken Sie, dass sich Carl Gustav Jung wohl nur ein limitiertes Bild der Elgonyi machen konnte. Laufen Sie morgens wieder auf der Upper West Side herum. Diskutieren Sie hier typische New Yorker Immobilienfragen zu Wohnungen, die *rent-controlled* sind (bezahlbar, weil auf alten Mietverträgen basierend), *rent-stabilized* (halbwegs in Ordnung) und *market-rent* (absolut unbezahlbar, jedoch bei

Neuvermietungen Standard). Machen Sie sich bewusst, dass die Tänzerinnen, Psychotherapeuten und Sängerinnen, die damals bei Carola atmeten, heute niemals in Wohnungen an der Upper West Side einziehen könnten. Aber machen Sie sich auch klar, dass all diese Gespräche Sie nicht in das Herz von Carolas Welt bringen. Das Herz besteht aus der Arbeit. Der Gindler-Arbeit. Sie hat ihr Leben ausgemacht.

Strecken Sie sich also aus auf einer Matte, die auf dem Fußboden einer Villa in Berlin-Grunewald liegt. Schauen Sie nicht aus dem Fenster, nicht auf die Bäume und nicht auf ihr Wiegen im Wind. Sie sollen nicht verreisen. Das sagt die Dozentin. Auf Ihrem Rippenbogen liegt ein tennisballgroßes Stoffsäckchen. Unter dem Stoffsäckchen befinden sich Ihre Lungen. Mit Ihnen liegt in diesem Raum ein Dutzend ebenfalls atmender Menschen, auf Matten und unter Stoffsäckchen. Die Lehrerin spricht leise, aber bestimmt. Eine Teilnehmerin hat sich das Säckchen auf den Bauch und nicht auf den Rippenbogen gelegt. Das ist falsch. Darauf wird sie aufmerksam gemacht. Alle müssen ihr Säckchen an der gleichen Stelle haben. Eben war da noch kein Säckchen, sagt die Dozentin. Jetzt ist da ein Säckchen. Was hat sich dadurch verändert? Wie fühlt sich das an? Sie fragt, aber keiner sagt etwas. Jeder ist allein mit seinem Säckchen.

Sie haben sich schon vor Monaten für diesen Kurs angemeldet. Sieben Tage währt die Veranstaltung: »Einführung in die Gindler-Arbeit«. Kosten: 350 Euro. Dies ist der erste Tag. Sie hatten das Gefühl, teilnehmen zu müssen. Schließlich wollen Sie Carola, die Gindler-Schülerin, verstehen. Niemand unterrichtet heute »Speads-Arbeit«. Carola hat keine Tradition begründet. Also muss es Gindler-Arbeit sein. Die Heinrich Jacoby-Elsa Gindler-Stiftung veranstaltet den Kurs. Im Stiftungssitz atmen Sie nun. Die Stiftung hat die Mission, das intellektuelle Erbe Heinrich Jacobys, eines Musikpädagogen, und das der Gymnastiklehrerin Elsa Gindler am Leben zu erhalten. Man munkelt in der Körperarbeit-Community, dass in Berlin-Grunewald der Jacoby-Anteil etwas zu sehr betont werde und die Gindler-Treue fraglich sei. Aber dieser Kurs erscheint Ihnen als der beste Weg, Carolas Arbeit zu erspüren.

Legen Sie jetzt, sagt die Dozentin, das Säckchen neben sich auf die Erde. Eben war das Säckchen da, sagt sie leise. Jetzt ist es nicht mehr da. Wie fühlt sich das an? Was hat sich verändert?

Schauen Sie nicht aus dem Fenster. Nach einer Weile, die Ihnen sehr lang vorkommt, meint diese Atemlehrerin, dass es wieder Zeit sei für das Stoffsäckchen auf dem Brustkorb. Aber nun soll es nicht dort liegen, wo es vorhin lag, sondern eine Stoffsäckchenbreite weiter oben Richtung Schlüsselbein. Eben war da kein Säckchen. Jetzt ist da ein Säckchen. Wie fühlt sich das an? Driften Sie nicht ab. Sie sind hier richtig. Es geht darum, mehr über das Atmen zu lernen. Wenn es dazu ein Säckchen braucht, muss es nun einmal ein Säckchen sein. Denken Sie nicht an den Alltag. Etwa: die Kindererziehung. Das, was Sie besser machen müssten. Aber wirklich. Was aber vielleicht nicht besser zu machen ist. Oder doch? Vielleicht ist es ohnehin schon zu spät? Oder vielleicht auch nicht so wichtig? Denken Sie nicht an den Himmel. Grau. Aber hellgrau. Schauen Sie nicht zu, wie der Wind an den Zweigen ruckelt. Den Ästen. Fragen Sie sich nicht, worin eigentlich der Unterschied zwischen Zweigen und Ästen besteht.

Jetzt, die Zweige/Äste sind schuld, haben Sie den Moment verpasst. Sie sollten das Stoffsäckchen längst wieder entfernen. So gerade bekommen Sie noch mit, dass die Dozentin etwas gesagt hat. Also legen Sie das Säckchen schnell neben sich. Machen Sie sich klar, dass diese hastige Bewegung höchstwahrscheinlich negativ aufgefallen ist und Sie als überhaupt nicht gindlertreu markiert. Die Unterrichtende ist auf unbequeme Art in Ihrer Nähe. Sie sagt: Eben war da noch. Aber jetzt.

Die Gindler-Lehrerin hat Sie heute schon einmal beim Eingeschlafensein erwischt. In Manhattan, bei Carola, durften die Schüler Nickerchen machen. Weil es ja Gindler damals auch gestattet hatte. Hier in Grunewald ist Schlummern nicht erwünscht. Besser mit offenen Augen: Kommentar der Kursleitung. Sie hat Sie auf dem Kieker, da sind Sie sich sicher. Stört die Pädagogin, dass Sie nicht, wie eigentlich erwünscht, mit Leggins angerückt sind, sondern mit einer schlabbrigen Jogginghose, im letzten Moment bei Uniqlo gekauft?

Wobei einige Fragen ganz interessant sind. Als Sie heute Morgen hier auf dem Boden lagen, fragte die Dozentin: Was tut der Boden? Darüber haben Sie tatsächlich eine Weile nachgedacht. Sie fragte: Zwischen den Armen, gibt es da etwas? Und: Ist der Kopf mit dem Hals verbunden? Diese Fragen beleuchteten das Selbstverständliche von einer anderen Seite. Carola hätte sie vielleicht auch so gestellt. Sie klangen nicht nach spirituellem Daherwabern, sondern erkundeten das, was den Körper ausmacht. Fast heideggerianisch, dachten Sie. Bevor Ihnen einfiel, dass Sie eigentlich gar nicht wissen, was das bedeutet.

Das Stoffsäckchen quält Sie nun sehr. Sie haben sich den Kurs anders vorgestellt. Sie hatten diese leicht fernsehserienhafte Vorstellung von Carolas Studio, von all den eloquenten Opernsängerinnen, Kunsthistorikern und Rockefeller-Erbinnen mit Blumensträußen, die atmeten, schwiegen, plauderten, weinten, lachten und sich nachher fühlten wie high, federnd aus dem Aufzug traten, dem livrierten Doorman zuwinkten und zum Abschluss noch, wer weiß, um das Jacqueline Kennedy Onassis Reservoir flanierten. Die Sache hier ist Ihnen zu deutsch, zu öko. In der Mittagspause gab es traurig dünnen Ingwertee.

Aber endlich findet sich definitiv keine noch nicht stoffsäckchenbelegte Zone mehr unter dem Schlüsselbein. Die Dozentin beendet die Übung. Sie sagt allerdings, dass Sie nicht gleich aufstehen sollen. Sie sollen sich jetzt bitte noch einmal ganz ausführlich räkeln. Vielleicht schmiegen Sie sich einmal an die Wand? So wie eine sich schmiegend räkelnde Katze? Was für Sie natürlich überhaupt nicht geht. Also stehen Sie einfach auf. Abrupt. Gar nicht katzenhaft. Tun Sie, um den kompletten Gesichtsverlust in der Gindler-Community zu vermeiden, beim allgemeinen Schuheanziehen und Verabschieden noch so, als würde man sich morgen natürlich wiedersehen, ja, eine halbe Stunde vor dem eigentlichen Kursbeginn, selbstverständlich, damit man sich schon einmal darauf einlassen kann, natürlich. Entfernen Sie sich dann eilig, aber nicht hastig vom Hauptquartier der Jacoby-Gindler-Stiftung, und sagen Sie der Lehrerin am nächsten Morgen per Mail und telefonisch für die nächsten sechs Tage ab. Verstecken Sie sich zu Hause, in kompletter Isolation und ohne Säckchen auf der Brust.

Es ist allerdings unoriginell, sich so zu mokieren, insbesondere, falls es sich bei Ihnen um einen privilegierten Mann handeln sollte. Der Ursprung der Atem- und Körperarbeit, entwickelt von Frauen um 1900, lag in einem Aufbegehren gegen männlich dominierte Körperpraktiken, gegen die vom maskulinen Normkörper ausgehende Schulmedizin, gegen die Diffamierung weiblicher Körperempfindungen. Mit dem gemeinsamen Atmen und Spüren rebellierten Frauen gegen weit mehr als nur das Korsett. Sie führten neue Formen des intellektuellen Austauschs ein. Als »Ätherziegen« wurden diese Atem- und Leibpädagoginnen schon vor mehr als einhundert Jahren beschimpft.

Von Männern.[130] Später verspottete Ernst Bloch »die mit der Atemtechnik« in *Das Prinzip Hoffnung*, nannte sie »kleinbürgerlich und kurios«, sah ihre Lebensentwürfe als »Hohn gegenüber dem soliden Elend«, das durch Hunger oder durch »Staub, Rauch, Blei« hervorgerufen werde.[131]

Auch Sie haben die Sache missverstanden. Nicht die Dozentin wäre Ihre Lehrerin gewesen, wenn Sie Gindler/Speads wirklich hätten folgen wollen, sondern Ihr eigener Atem. Ihr Körper selbst. Sie haben in Ihrer Uniqlo-Hose auf frontale Wissensvermittlung gehofft oder vor ihr gebangt und nicht begriffen, dass sich aus der Gindler-Methode der Selbsterkundung ein Netzwerk des Wissens ergibt.[132] Tatsächlich war Elsa Gindler mit dem von Bloch aufgerufenen »soliden Elend« um einiges mehr vertraut, als ihr lieb war, und war genau deshalb ausgeschlossen von den Bildungsprivilegien ihrer Zeit. Die Atemtechniken und Körperreflektionen, die sie aus ihrer Außenseiterposition entwickelte, und die auch Carola Joseph/Spitz/Speads vertrat, schufen eine neue, weiblich geprägte Subkultur, die sich ausbreitete in die USA, nach Israel, Frankreich, Großbritannien, in die Physiotherapie, die Psychoanalyse, die Gestalttherapie. Die emanzipativen Charakter hatte, für Frauen, für Kranke, für Traumatisierte. Befreiende Theorie und Körperarbeit sind sich näher, als die Nicht-Atmer denken.[133]

Und dann ist da noch Mike Korzinski, Sohn eines Volvo-Händlers und einer Psychotherapeutin aus New Jersey. Er trägt ein lebensbejahend hellblaues Hemd und erzählt Ihnen aus London, per Videokonferenz, von seinen Erinnerungen an die Sonntagvormittage bei Carola Speads und von seiner eigenen therapeutischen Arbeit mit Folteropfern. Er berichtet von jenem Mann, den sowohl die Männer des Schahs wie die des Ayatollah Khomeini misshandelt hatten und dem sein eigener

Körper so fremd war, dass seine Arme seinen Oberkörper fest umklammerten und sein Atem jeden Rhythmus verloren hatte. Der Mann hatte Angst vor dem Luftholen, sagt Mike Korzinski. Mit ihm daran zu arbeiten, erst am Atmen und dann daran, den Körper wieder als sicheren Ort wahrzunehmen: Das war ein Schritt in die Richtung, das Trauma zu verarbeiten. Mike redet über seinen Vater und dessen Kriegserinnerungen, über die Asche in Hiroshima und Nagasaki, und über das Studio am Central Park. Er steht auf. Er geht, man erkennt den früheren Balletttänzer, mit einem Gymnastikball auf dem Kopf im Raum herum. Er lacht dabei so, wie sie vielleicht früher gelacht haben, wenn es rumpelig wurde bei der stillen Arbeit oder wenn dem Körper eines Carola-Klienten ein unpassendes Geräusch entfahren war. Mike setzt sich dann wieder an den Schreibtisch, neben dem seine Gitarren stehen, und redet über die neuesten Erkenntnisse im Bereich der Traumatherapie: die limbischen Forschungen. Er meint, dass Carola ihrer Zeit definitiv voraus gewesen sei. Sie habe all das schon damals gemacht: die therapeutische Arbeit am frontalen Cortex vorbei. Aber keiner kenne Carola heute noch, weil sie, aus Prinzip, die Arbeit mit nichts anderem vermischt und sie nicht vermarktet habe. Mike sagt, er wisse auch, warum das so war. Sie sei stets davon überzeugt gewesen, dass nur das Atmen, das bewusste Atmen, ihr geholfen habe, ihren Mann aus dem Gefängnis in Berlin herauszubekommen. Anders hätte sie diese angespannte Situation nicht überstehen können. Die Arbeit habe ihr und ihm das Leben gerettet. Jede Veränderung sei ihr daher als Verrat erschienen.

Mike Korzinskis Begeisterung ist ansteckend. Nach Ende der Videokonferenz erscheint Carola Joseph/Spitz/Speads als eine vergessene Heldin des 20. Jahrhunderts. Sie war eine jener Migrantinnen der Moderne, denen es trotz so vieler Widerstände und Tragödien gelang, in einer neuen Kultur anzukommen, eine Nische zu finden, das eigene Wissen und Können zu transformieren. An die etablierte New School for Social Research schaffte sie es nicht. Aber sie betrieb ihr eigenes, unabhängiges Forschungsinstitut: das Studio der Körperlichen Umerziehung. Als Geistesgröße im Exil kann man sie nicht porträtieren, sondern als den viel interessanteren Fall: eine Intellektuelle in den Zwängen des Alltags.

Zu Beginn der dreißiger Jahre war es Carola Joseph gerade gelungen, einen eigenen, originellen Zugang zur Körperarbeit zu finden. Sie kombinierte die lebensreformerische Selbsterkundung Gindlers und die mit Sprache arbeitende Psychoanalyse. Die Machtübernahme der Nationalsozialisten limitierte ihre Lehrtätigkeit extrem und hemmte so ihre Entwicklung. Sie wurde in Amsterdam und Paris von der Gymnastiklehrerin zur Hausfrau. Wahrscheinlich wurde von ihr erwartet, wie in vielen anderen Emigrantenfamilien auch, zu einer konventionellen Geschlechterrolle zurückzukehren: für die Familie.[134] Und nach der Flucht aus Europa gelang es ihr nicht mehr, an den innovativen Moment der frühen dreißiger Jahre anzuknüpfen. Der amerikanische Markt verlangte effiziente Physiotherapie von ihr, nicht existenzialistische Körpererkundung. Ihre Klienten wollten sie wohl als angenehm ätherische Schweigerin erleben und nicht als dozierende Fachfrau. Dennoch bewahrte sie die Gindler-Arbeit. Sie schmückte sie nicht esoterisch aus, sondern pflegte ihre Ruhe und Tiefe bis in die letzten Jahre des 20. Jahrhunderts – und das in einer monströs kapitalistischen Stadt, in der es für Ruhe und Tiefe kaum Platz gibt.

Doch wirkt dieses Bild einer Emigrationsgeschichte »von unten« nicht an allen Stellen gleich überzeugend. Im Leben der

Carola Spitz gab es eine kurze Phase der ökonomischen Unsicherheit. Aber letztlich zählte sie zur Wirtschaftselite der deutschen Emigration. Eine »Prinzessin« sei sie gewesen, hieß es in einem Interview mit einer – wenn auch äußerst kritischen – Zeitzeugin: »mit einem silbernen Löffel im Mund geboren«. Zwei Befragte ließen anklingen, dass Carola Spitz die Identität der »feinen Dame« etwas zu sehr verinnerlicht hatte. Durchaus habe sie etwa deutlich gemacht, dass der Ehemann ihrer adoptierten Tochter nicht ihren Klassenvorstellungen entsprach. Er kam auch aus Washington Heights, aber von der falschen, der leicht proletarischen Seite des Broadways. Die Atemlehre am Central Park war ohnehin ein Freizeitvergnügen der Begüterten. Wie eine Keimzelle der durchgentrifizierten Großstadt wirkt ihr Studio von heute aus: eine Luxusoase, abgeschottet von der Außenwelt.

Als konsequent unpolitische Figur erscheint Carola Speads zudem. Man muss dazu nicht den Vergleich mit Hannah Arendt bemühen, die an der Upper West Side den Zorn über die Vernichtung der europäischen Juden in politische Philosophie umsetzte. In Carolas direkter Nachbarschaft, ein paar Häuser weiter, wohnte die ehemalige Berliner Ärztin Hertha Nathorff. Ihr war es nicht gelungen, eine amerikanische Zulassung zu bekommen – aber sie kompensierte diesen Schlag durch karitative, soziale, publizistische Arbeit.[135] Auch die kantige Charlotte Selver, poetisch, rebellisch, idiosynkratisch, verstorben 2003 im Alter von 102 Jahren, scheint mehr rebellische Kraft gehabt zu haben als die Atemlehrerin von Rossleigh Court, die ihre Arbeit vermutlich nur deshalb fortsetzen konnte, weil ihr Mann mit so viel Geschick und Glück an der Wall Street agierte. Und die Achtsamkeit selbst, bei Gindler noch subversiv und feministisch, ist heute in Verruf geraten: als Strukturelement des Neoliberalismus. »Mindfulness«, so

Kritiker, gaukle von ökonomischen Zwängen gebeutelten Individuen vor, dass sie mit bewusstem Atmen und Spüren den Stress des immer ungerechter werdenden Wirtschaftssystems schon irgendwie selbst managen würden.[136] Der Export deutschen Körperspürens nach Manhattan kann, wenn man diesem Denken folgt, kaum als befreiender Akt interpretiert werden.

Die Frau, die 1901 als Carola Joseph geboren wurde, taugt also nur bedingt als Heldinnengestalt. Sie hat die Welt nicht verändert. Aber die Welt hat ihr dazu auch keine Gelegenheit gegeben. Und genau dieser Punkt kann an ihr fesseln. Carola Spitz' Leben ist ein Beispiel für die Spannungen des 20. Jahrhunderts, die so viele Biografien zerstörten, limitierten, als absurd erscheinen ließen. Ihre Lebens-, Berufs- und Familiengeschichte beleuchtet enorme Privilegien einerseits und völlige Entrechtung andererseits. Sie beinhaltet vornehme Berliner Bürgerlichkeit wie aggressiven deutschen Antisemitismus, luxuriöse Selbsterkundung wie industriellen Massenmord. Sie ist auch eine Geschichte des Verschweigens: Sie zeigt, wie man Realitäten ausblendet, vielleicht ausblenden muss, um sein Leben weiterzuleben.

Es war in Amsterdam schon im Sommer 1942 kein Geheimnis mehr, dass nach Polen deportierte Juden dort ermordet wurden. Menschen bekamen dies mit, wenn sie heimlich die BBC hörten. Carolas Mutter könnte auch davon erfahren haben. Eine nordholländische Hausfrau namens Aaltje de Vries-Bouwes schrieb am 29. Juni 1942 in ihr Tagebuch, dass im Osten Europas seit Mai des Jahres 1940 bereits 700 000 Juden umgebracht worden seien, »mit Maschinengewehren oder in einer Gaskammer«. Vor den Massenerschießungen müssten sich Menschen selbst ihre Gräber schaufeln. In den Gaskammern würden jeweils um die neunzig Menschen gleichzeitig ermordet.[137] Über das Rote

Kreuz schrieb Paula Joseph aus Amsterdam am 26. September 1942 eine kurze Nachricht an ihre Tochter. Sie sei »auf alles gefasst was unabänderlich«.

Am 30. Dezember 1942 wurde Paula Joseph nach Westerbork deportiert. Das Lager befand sich in der Nähe der deutschen Grenze. Es war erst, vor der deutschen Besetzung, ein Flüchtlingslager gewesen und wurde dann zu einem Gefängnis für verhaftete Juden. Zu dieser Zeit verließen mindestens einmal wöchentlich Züge Westerbork, die nach Auschwitz fuhren. Mehr als 100000 Menschen wurden so in Konzentrationslager deportiert, 57552 nach Auschwitz, von denen nur 854 Menschen überlebten. Paula Joseph kam während einer Deportationspause in Westerbork an. Zwei Wochen vor ihrer Ankunft war der letzte Transport erfolgt: am 12. Dezember. Doch am 11. Januar begannen die Deportationen wieder. Paula Joseph wurde gleich an diesem Tag, wie 749 andere Menschen auch, in den Zug nach Auschwitz gezwungen.[138]

Am 8. Juli 1945 erhielt Carola Spitz in Manhattan ein Telegramm aus Amsterdam, von einem Joseph Meyer. Er informierte sie über die Deportation Paula Josephs nach Westerbork im Dezember 1942 und über die Deportation von dort, mit »unbekanntem Ziel«, im Januar 1943. Das niederländische Rote Kreuz schrieb am 29. September 1951 nach New York, bestätigte die Daten und spezifizierte Auschwitz als Ziel des Transports. Von Paula Joseph, so die Mitteilung, müsse angenommen werden, dass sie dort »am 14. Januar 1943 erstickt worden« sei (»must be assumed to have been asphyxiated there on 14th January 1943«). Carola erfuhr zudem, dass auch ihr Bruder aus dem französischen Lager Drancy nach Auschwitz deportiert worden war, am 31. August 1942, und dass auch er dort sein Leben verloren hatte.

Nur wenige in ihrem Kreis scheinen von diesen Fakten gewusst zu haben. Sehr kurz schrieb Carola Spitz an Elsa Gindler von dem, was sie zu diesem Zeitpunkt wusste, unmittelbar nach dem Krieg. Ansonsten gibt es kaum Hinweise darauf, dass sie sich mit anderen über diese Ereignisse ausgetauscht haben könnte.

Über die Auswirkungen dieser Nachrichten auf Carola Spitz kann man deshalb nur spekulieren – oder den Vergleich suchen. Margaret Mahler, vier Jahre älter als sie, Wiener Psychoanalytikerin, emigriert nach New York, hatte ebenfalls ihre Mutter in Auschwitz verloren. Mahler beschrieb spät in ihrem Leben das Alptraumhafte ihrer Rettungsversuche, von den USA aus unternommen, langwierig, erfolglos. Sie äußerte sich über den Schmerz, vom Schicksal der Mutter nichts erfahren zu können, und die schweren Depressionen, die die schließlich sie erreichende Nachricht in ihr auslöste. Mahler, als Psychoanalytikerin eine professionelle, reflektierte Gesprächsführerin, gab als betagte Frau zu Protokoll, dass sie in all den Jahren nur einem einzigen Menschen vom Schicksal ihrer Mutter erzählt habe.[139]

Im Videointerview mit ihrem Enkel Alan sagte die 88-jährige Carola Spitz knapp, dass ihre Mutter »umgekommen« sei (sie benutzte das Wort »perished«) und dass Paula Josephs Cousine Erna im holländischen Untergrund überlebt habe. Dann wechselte sie das Thema. Die einzigen Dokumente in ihrem Nachlass, die den Verlust reflektieren, sind die Briefe, die das Ehepaar Spitz mit bundesdeutschen Behörden austauschte. Der Anwalt Walter Schwarz hatte Carola Spitz darauf aufmerksam gemacht, dass sie für das Schicksal ihrer Mutter Ansprüche geltend machen könnte.[140] Sie war Schwarz' Hinweis gefolgt und hatte einen Entschädigungsantrag gestellt. 1959 entschied das zuständige Amt in West-Berlin, dass für die Leiden der Paula Joseph in den Niederlanden und in Auschwitz der Betrag von 1200 DM an Carola Spitz zu überweisen sei. Ein neuer VW Käfer kostete zu diesem Zeitpunkt das Vierfache jener Summe.[141]

Seit dem Sommer 1939 hatten deutsche Juristen, Mediziner, Unternehmer und Offiziere in Sachen Atmung miteinander kooperiert. Sie hatten geplant, diskutiert, Entschlüsse gefällt, um Menschen nicht nur durch Erschießungen zu Tode zu bringen, sondern über ihre Atemwege. Zuerst war es diesen deutschen Experten um die Ermordung von unheilbar Kranken und Behinderten gegangen. In einem SS-Lager in Posen fanden Ende November 1939 die ersten Morde in einer Gaskammer statt. Anstaltspatienten erstickten an Kohlenmonoxid. Von den ersten Tagen des Jahres 1940 an arbeiteten in Brandenburg an der Havel deutsche Wissenschaftler, SS-Männer und Verwaltungsangestellte an weiteren Morden an behinderten Erwachsenen und Kindern durch die Vergasung mit CO. Nach der Wannseekonferenz begann die massenhafte Ermordung von Menschen mit dem Blausäurepräparat Zyklon B in den Gaskammern von Auschwitz und anderen Lagern. Weniger präsent in der historischen Debatte ist der Einsatz von Verbrennungsmotoren im nationalsozialistischen Vernichtungssystem. Aus den Maschinen wurden die giftigen Abgase in Gaskammern oder ins Innere von Lastwagen geleitet. Auch diese Mordmethoden erwuchsen aus Entscheidungsprozessen, in denen sich deutsche Fachleute mit der menschlichen Atmung auseinandersetzten und die toxische Wirkung sowie die Beschaffbarkeit spezifischer zum Ersticken führender Präparate diskutierten. Etwa zwei Millionen Opfer deutscher Gewalt starben, weil sie in geschlossenen Räumen Motorabgase einatmeten. Etwa eine Million Menschen erstickten, weil ihre Körper Zyklon B aufnahmen. Etwa 100 000 Menschen wurden mit reinem Kohlenmonoxid ermordet.[142]

Es wäre verharmlosend und verfälschend, von Carola Spitz und ihrer Familie zu erzählen, ohne die Ermordung ihrer Mutter in Auschwitz historisch einzuordnen. Zudem muss eine Geschichte des modernen Atmens und deutscher Körperdiskurse, so wie sie auf diesen Seiten skizziert wird, die Kontinuität zwischen völkischen Körperkonzepten und exterminatorischer Politik reflektieren. Es bestehen tatsächlich Verbindungen zwischen den fast amüsanten Vorstellungen des eingeölten, schurztragenden Hans Surén einerseits und den sorgfältig geplanten Erstickungstoden möglichst vieler Menschen andererseits. Die Massenmorde wurzeln in dem früh in der deutschen Kultur angelegten Kontrast zwischen dem starken »arischen« und dem feindlichen, schwächeren und noch weiter zu schwächenden, biologisch »anderen« Körper. Das lässt sich nicht ignorieren.

Dennoch scheint es unangemessen, wenn, wie in diesem Fall, ein nichtjüdischer deutscher Autor die Geschichte von Verfolgung, Flucht und Vernichtung mit den oft skurrilen Details von Luftholübungen verknüpft. Es mag einen kulturhistorisch produktiven Kontrast ergeben, die Achtsamkeit im denkbar unachtsamsten Jahrhundert zu untersuchen. Aber die beiden Phänomene wiegen nicht gleich viel. Es will kein wirkliches Spannungsfeld entstehen zwischen dem unermesslichen Leid auf der einen Seite und den schwachen kulturellen Trends auf der anderen. Bedenkt man ethische Fragen der Repräsentation, dann passen Gymnastikanekdoten in etwa so gut vor den Hintergrund des Holocaust wie eine sinnlich glimmende Schnulze. Das singuläre Menschheitsverbrechen, so etwa der Philosoph Berel Lang, zwingt mindestens zu einer Abkehr vom konventionellen Erzählen.[143] Dieses Prinzip gilt auch für Kulturhistoriker und Biografen, die, weil Humanisten, nur allzu gern den Schrecken und die Leichtigkeit menschlicher Erfahrungen in einer angenehmen Balance halten würden.

Vielleicht jedoch – es wird nicht jede, nicht jeden überzeugen – lässt sich die Kombination dieser beiden unvereinbar wirkenden Tonlagen dadurch legitimieren, dass im Zentrum dieser Geschichte eine Rettungstat steht: ein Aufbegehren, dann ein Aufatmen. Wenn ihre Wiedergabe der Ereignisse stimmt, dann hat Carola Spitz, weil sie nicht zauderte, sondern handelte, 1937/38 ihren Mann aus der Haft befreit und damit die Emigration einer Familie ermöglicht. Individuelle Heldinnen- und Heldengeschichten aus dieser Epoche sind eine äußerst problematische Gattung. Zahllose andere couragierte Menschen fielen dem deutschen Vernichtungssystem zum Opfer. Dennoch ist Carola Spitz' entschlossenes Auftreten, als jüdische Frau in der Hauptstadt des nationalsozialistischen Deutschlands, ein wichtiger, wenn auch winziger Teil der historischen Realität. Und auf ihr Eingreifen folgten nicht nur die Flucht aus Berlin, die Emigration aus Europa, nicht nur eine lange und wohl doch erfüllende Karriere, sondern vielfältige neue Lebensgeschichten, die sich nur in der Sicherheit und Freiheit der Vereinigten Staaten entfalten konnten. Der Blick fällt auf ihre Tochter Dorothea, auf ihre drei Söhne, ihre acht Enkelinnen und Enkel – und damit auf eine neue, eine amerikanische Familie, erwachsen aus der Flucht.[144]

Dass, wer ein Leben rettet, eine ganze Welt rettet: Dieser Satz liegt hier nah, wird aber seit Steven Spielbergs *Schindlers Liste* eher zu häufig und sorglos zitiert. Man muss, das ist sicher, vorsichtig mit ihm umgehen. In Lazarus Goldschmidts deutscher Talmud-Übersetzung erscheint er zudem anders, spezifischer als in Spielbergs Film: »Der Mensch wurde deshalb einzig erschaffen, um dich zu lehren«, heißt es dort, »dass, wenn jemand [...] eine jisraelitische Seele erhält, es ihm die Schrift anrechnet, als hätte er eine ganze Welt erhalten.«[145]

Im Falle der erhaltenen Kleinfamilie Spitz ist es aber, so kompliziert auch der Kontext, quasi unmöglich, sich nicht von dieser Passage inspirieren zu lassen. Sie formte, fast gegen den Willen des Verfassers, die Herangehensweise an diese Geschichte. Die gerettete Welt zu beschreiben, auch ihre Leichtigkeit: Das muss, zumindest kann man sich das erhoffen, nicht zwangsläufig den Holocaust banalisieren. Es kann auch heißen, sich als von realen Individuen erzählender Autor an diesem einleuchtenden und in Hoch- wie Populärkultur bewährten Leitsatz zu orientieren, der dem einzelnen, zu schützenden Leben fundamentale Bedeutung zuspricht.

Die von Otto und Carola Spitz beschützte und aus Europa gerettete Dorothea Spitz, seit 1946 Dorothea Fraade, war eine Frau, mit der man nie länger als zehn Minuten telefonierte. Die bodenständig war, sparsam, immer pünktlich. Jeden Morgen um halb zehn rief sie ihre Mutter an. Sie sprach mit Carola auf Deutsch, natürlich. Dorothea hatte nach der High School das Hunter College in New York City besucht, hatte als Hauswirtschaftlerin im New Yorker Schulsystem gearbeitet, den jüdischen New Yorker Bert Fraade geheiratet, war Hausfrau geworden. Im Urlaub in Sherman, Connecticut, in ihrem bescheidenen Häuschen am See, machte sie um sechs Uhr morgens gern einmal den Staubsauger an. Dass Ferien waren, hielt sie für sekundär. Sie setzte sich in Sherman jeden Tag eine Badekappe auf und schwamm im Candlewood Lake. Daheim in Manhattan stand für sie fest, dass man den Bus nahm, nicht das Taxi. Sie hatte bis ans Ende ihres Lebens einen ziemlich deutschen Akzent und reagierte auf Fragen in diese Richtung stets mit Gegenfragen: Accent? What accent?

Sie bemerkte, dass ihre Söhne sich intensiv mit dem Judentum befassten. Dass alle drei, Steven, Jonathan und Alan, jüdische Frauen nach jüdischem Brauch heirateten und ihre Kinder in jüdische Schulen schickten. Sie war in einer jüdischen Familie mit Christbaum und Schweinefleisch groß geworden.

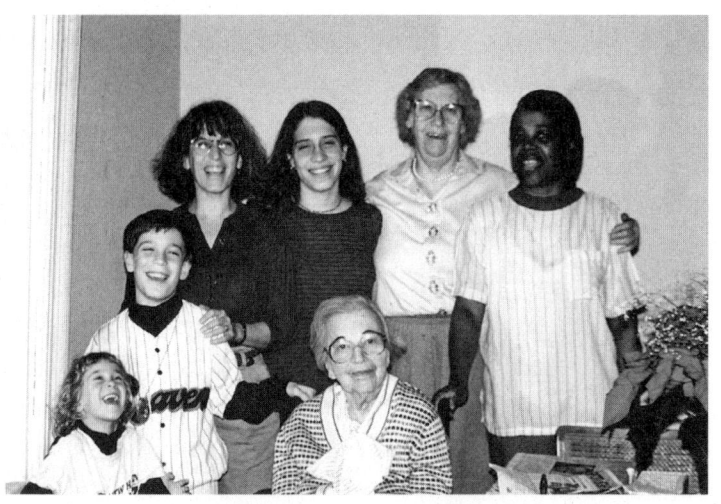

Mit Familie und Pflegerin:
Carola Spitz (vorn) und Dorothea Fraade (hinter ihr).

Ihre Tante Adele, Fritz' Frau, hatte jedes Jahr zu Jom Kippur, dem Tag der Sühne, zu rauchen aufgehört und am Tag nach Jom Kippur wieder angefangen, immerhin ein wenig strenger in der Lebensführung als ihre eigenen Eltern, aber auch nicht allzu konsequent. Die Frömmigkeit ihrer Söhne erstaunte Dorothea. Sie sah darin eine Phase, die sicher vorübergehen würde.

In dieser Annahme irrte sie sich. Aber sie stellte die Entscheidungen ihrer Kinder nicht infrage. Tatsächlich war sie selbst in einer explizit jüdischen Welt zu Hause. Als Johnny, ihr Jüngster, elf Jahre alt geworden war, hatte sie einen Vollzeitjob angefangen, war Sekretärin geworden in einer Synagoge in Washington Heights. Sie setzte sich leidenschaftlich und erfolgreich für die Gleichstellung von Mann und Frau in ihrem Tempel ein. Sie blieb im Dienst, bis sie 81 war. Nach der Pensionierung arbeitete sie ehrenamtlich weiter: beim Jüdischen Verein Junger Männer und Frauen an der Nagle Avenue, Washington Heights. Sie veranstaltete Familientreffen zu den Feiertagen, den jüdischen, wie dem Pessachfest, und den säkularen, wie Thanksgiving oder dem 4. Juli. Sie lud ihre Mutter und ihren Vater ein, Onkel und Tante, deren Söhne und deren Partnerinnen, Frances, ihre rebellische Cousine, deren Mann Harry, deren Kinder, deren Enkel: Für sie war wichtig, dass stets alle dabei waren.

Zur Feier ihres 85. Geburtstags plante Dorothea, früher Thea, längst Dotty, eine Rede zu halten. Sie war gerade von einer Krankheit genesen und hatte sich den Vortragstext handschriftlich auf einer Schreibblockseite notiert. Sie trug eine Bluse mit Blumenmuster und einen beigen Blazer. Sie trat, den Gehstock in der Hand, aus dem Haus an der Fort Washington Avenue, in das sie mit Carola und Otto achtundsechzig Jahre zuvor eingezogen war. Zum Feiern fuhr sie an die Upper West Side. Die Familie traf sich im Restaurant Compass an der 70. Straße, dort, wo der Broadway die Amsterdam Avenue kreuzt, zwei

Blocks westlich und fünfzehn Blocks südlich von 251 Central Park West. Es war der 15. Juni 2008. Am selben Tag sprach ein Präsidentschaftskandidat namens Barack Obama in Chicago und forderte die Amerikaner dazu auf, mehr Zeit mit ihren Kindern zu verbringen. Im Compass verbrachte Dorothea Fraade, geboren unter Reichspräsident Friedrich Ebert, Zeit mit ihren Kindern, Enkeln, Freundinnen und sprach in ihrer Rede darüber, wie dankbar sie all den Menschen um sich herum sei. Jemand habe gesagt, dass sie Pech gehabt habe, drei Söhne zu haben und keine Tochter. Das sei falsch. Wunderbar seien ihre Söhne, wie auch ihre Schwiegertöchter, wie auch ihre Enkel. Wenn sie nicht von ihrem Manuskript abwich, dann schloss sie mit den Sätzen: »Ich möchte meiner ganzen Familie und meinen Freunden danken, dass sie zu meiner Party gekommen sind. Ich habe meinen Kindern oft gesagt, dass sie die Party verschieben sollten. Ich bin froh, dass sie nicht auf mich gehört haben.« Der Beifall brandete auf und verklang. Die Tochter der neun Jahre zuvor verstorbenen Carola Speads atmete tief ein. Sie hielt die Luft kurz an. Dann nahm Dorothea Fraade aus Washington Heights die brennenden Kerzen auf ihrer Geburtstagstorte ganz genau in den Blick.

Quellen

Es handelt sich hier um die nichtfiktionale Erzählung eines Lebens und seines Kontexts. Wie jede Biografie ist auch diese von dem Widerspruch geprägt, dass ein genau gezeichnetes menschliches Leben Kohärenz und Authentizität verspricht – und dass die Darstellung dieses Lebens sich immer als lückenhaft und tendenziös erweisen wird und jede Kohärenz als Konstrukt.[146] Bei allen Problemen und Unschärfen, die biografisches Schreiben mit sich bringt, habe ich aber an keiner Stelle des Buches etwas bewusst und willentlich imaginiert, sondern jedes Detail, auch zur Weltwahrnehmung der Protagonistinnen und Protagonisten, aus Quellen oder Gesprächen bezogen.

Im Zentrum der Recherchen stand der zuvor noch nicht erschlossene Nachlass von Carola und Otto Spitz, seit 1999 privat aufbewahrt in Westport, Connecticut, und mir von Steven, Alan und Jonathan Fraade so großzügig zur Einsicht überlassen. In diesem Nachlass waren einige Dokumente besonders wichtig. Carola Spitz' so ausführliche wie präzise Tagebücher beleuchten ihre Kindheit und Jugend. Ihre Tätigkeit in den zwanziger und dreißiger Jahren ließ sich aus ihren detaillierten Kursprotokollen der eigenen Arbeit und der Arbeit mit Elsa Gindler rekonstruieren sowie aus diversen weiteren, unsystematisch gesammelten Notizen. Im Videointerview von Alan Fraade berichtet Carola Spitz von der Haft ihres Mannes 1937/38 und von ihrem Einsatz für seine Befreiung. Zur Emigrationsgeschichte der Familie liegen diverse Dokumente von Behörden in Amsterdam, Paris, Prag und in den Vereinigten Staaten vor. Paula Josephs Wahrnehmungen ihrer Lebenssituation in den Niederlanden werden in ihren Briefen nach

New York beschrieben. In diesen Briefen bezieht sich Carola Spitz' Mutter zudem immer wieder auf die Post ihrer Tochter aus New York nach Amsterdam und erzählt so von den frühen Jahren der Familie Spitz in den Vereinigten Staaten. Carola Spitz' Eindrücke aus den fünfziger Jahren, von ihren körperlichen Befindlichkeiten über die Reflexion ihrer Arbeit bis zu ihrer Wahrnehmung des Blicks auf den Central Park, lassen sich aus ihren ausführlichen und sehr persönlichen Briefen an Elsa Gindler nachvollziehen. Umfangreiche Briefwechsel des Ehepaars Spitz mit deutschen Ämtern und Anwälten führten zu biografischen Details der Nachkriegszeit wie auch aus den Jahren von Flucht und Verfolgung.

Die zweite Lebenshälfte der Carola Speads beschreibe ich auf der Basis von ausführlichen Gesprächen mit Zeitzeuginnen und Zeitzeugen, anhand von Publikationen sowie nach der von ihren Schülerinnen und Schülern posthum zusammengestellten, unveröffentlichten Festschrift *A Glimpse of Paradise*. Ich danke den Gesprächspartnern, die sich für Interviews und schriftlichen Austausch mit mir Zeit nahmen und die im Nachlass nicht dokumentierten Ereignisse beschrieben und interpretierten. Auch hier sind zuerst die Fraade-Brüder in Connecticut zu nennen, insbesondere Steven Fraade, ohne dessen Toleranz meinem Vorhaben gegenüber dieses Buch nie entstanden wäre. Steven Fraade stand mehr als zwei Jahre lang für zahlreiche Detailfragen zur Verfügung, in zwei langen persönlichen Gesprächen in New Haven, in Videointerviews sowie in knapp fünfzig E-Mails. Er hat stets in einer Doppelfunktion agiert: als liebevoller Familienchronist und als wissenschaftlicher Fachmann für Geschichte und Kultur des Judentums. Sein Bruder Alan Fraade fand bei sich zu Hause noch ein Streichholzheftchen des Restaurants Compass in Manhattan; sein Bruder Jonathan Fraade wusste, dass bei der Geburtstagsfeier ihrer Mutter eine

Geburtstagstorte mit Kerzen auf dem Tisch gestanden hatte. Aber Alan und Jonathan hatten noch viel mehr zu berichten.

Unverzichtbar für die Erkundung von Carola Speads' Arbeit zwischen den sechziger und den neunziger Jahren waren die persönlichen Gespräche, Videointerviews und E-Mail-Konversationen mit Susan Gregory (geb. Elrauch) im Zeitraum zwischen dem Frühjahr 2017 und dem Sommer 2018. Es war ein großes Glück, auf eine so offene, undogmatische und eloquente Gesprächspartnerin zu treffen, die als Carola-Schülerin, New Yorkerin, Opernsängerin, Gesangslehrerin und Gestalttherapeutin auf diese Geschichte blickt. Aufgrund der jahrelangen Erfahrung von Susan Gregory mit der Speads-Arbeit konnte ich im ersten Kapitel dieses Buchs eine »typische« Carola-Stunde rekonstruieren.

Ergiebige Interviews, persönlich und per Videokonferenz, habe ich zudem mit Shelley Hainer geführt, die im Frühjahr 2018 ein Treffen ehemaliger Carola-Schülerinnen in New York organisierte. Phyllis Joyner trug viel zu diesem inspirierenden Nachmittag bei. Frances und Harry Lester waren großzügige Gastgeber an der West End Avenue und äußerst hilfreiche und herausfordernde Gesprächspartner zur Geschichte der Familie Spitz. Mike Korzinski erläuterte in einem langen Videogespräch die Bedeutung von Carola Speads' Arbeit für seine Familie und seine Laufbahn. Anthony Mariano, Mitarbeiter der Firma Orwell Management, gab mir die Möglichkeit, 251 Central Park West von innen zu besichtigen. Joanna Glushak nahm sich in der zwölften Etage freundlicherweise Zeit und ließ mich aus dem Fenster schauen. Stefan Laeng-Gilliatt stand für ein ausführliches persönliches Gespräch in Berlin zur Verfügung und teilte zudem immer wieder seine umfassenden Forschungen zu Charlotte Selver mit mir. Robert Ullmann öffnete bereitwillig sein Fotoarchiv. In die unmittelbare Gegenwart führte das Projekt der Austausch mit den Kindern Steven Fraades: Shoshana Cohen-Fraade, Liora Cohen-Fraade und Nathaniel Cohen-Fraade. Sie machten in unserem E-Mail-Austausch deutlich, wie sie die Fluchtgeschichte ihrer Großmutter und ihrer Urgroßeltern geprägt hat, in ihrem Privat- wie in ihrem Berufsleben, als Lehrerin und Lehrer (so Shoshana und Nathaniel) wie als angehende Juristin (so Liora). Der frühmorgens dröhnende Staubsauger in Sherman, Connecticut, stammt etwa aus ihren Erinnerungen. Wichtiger war es ihnen allerdings, auf die Parallelen hinzuweisen zwischen der Flucht der Familie aus Europa, ihren bürokratischen und juristischen Schwierigkeiten in diesen Jahren, ihrem nur so knappen Überleben, und den heutigen Erfahrungen von Flüchtenden und Migranten in den Vereinigten Staaten und an ihren Grenzen.

Birgit Rohloff, Jacoby-Gindler-Archiv, stand für diverse Rückfragen zur Verfügung und half meinen Recherchen entscheidend weiter. Anja Schneider, Atempraxis Friedenau, beantwortete viele Fragen, Gabriele Franzen kommentierte die Gindler-Arbeit. Aurelia Ehrensperger, Universität Zürich, ließ mich ihre Dissertation lesen, Sandra Fries, Anna-Herrmann-Schule, ihre Diplomarbeit, Matthias Scharer wichtige Befunde zu Ruth Cohns Werk, Katja Rothe ihre Arbeiten zu Elsa Gindler. Florence Moehl gab Auskünfte zu Flora Türkel. Heidi Schönberger äußerte sich zu einem Interview zwischen Franz Schönberger und Carola Speads. Von Christoph Kreutzmüller stammen wichtige Hinweise zum historischen Hintergrund 1937/38, von Dieter Gosewinkel zu Fragen der Staatsbürgerschaft, von Nurit Wenger-Varga zur Geschichte der heutigen Ecole d'Humanité auf dem Hasliberg. Für von mir verursachte Ungenauigkeiten und Fehler sind die Gesprächspartner nicht verantwortlich. Diese gehen auf meine Rechnung.

Zu danken habe ich Richard Grasshoff, der großzügigerweise einen Entwurf dieses Buchs las und danach genau die richtigen Worte fand. Carolin Willeke danke ich für die umsichtige Transkription der Briefe Paula Josephs und für andere unverzichtbare Recherchearbeiten. Für weitere Unterstützung und/oder Inspiration möchte ich den folgenden mehr oder weniger bewusst Atmenden danken: Nils Christen (für den Showroom in der Taunusstraße), Stela Dujakovic, Alexander Dunst, Chizoba Esther Enebeli, Michael Heimann, Miriam Jaßmeier, Teréz Janossy, Frank Kelleter, Timothy Kroupa, Lorrie Moore (unbekannterweise, für den Imperativ, etwa in »How To Be an Other Woman«), Madita Oeming, Wilbert Olinde, Brad Prager, Jana Schäfer, Änne Söll, Petra Tegtmeier. Und Ina (Expertin für Zumba).

Anmerkungen

1 Richard Panchyk, *German New York City*, Charleston: Arcadia 2008, S. 94-97. Aus Gründen der Übersichtlichkeit sind Bezüge zu Bildern und Texten aus dem Nachlass von Otto und Carola Spitz sowie zu den vom Autor durchgeführten Interviews mit Zeitzeugen nicht im Anmerkungsteil dokumentiert. Erläuterungen zu den wichtigsten Dokumenten und Gesprächen finden sich in dem Kapitel »Quellen«. Im gesamten Buch werden nur eindeutig dokumentierte wörtliche Zitate in An- und Abführungszeichen wiedergegeben. Die Wertschätzung des Rabbiners von Lublin stammt aus Martin Buber, *Der große Maggid und seine Nachfolge*, Berlin: Schocken, 1937 [1922], S. 259.

2 Zu Schwarz' Biografie siehe Arnold Lehmann-Richter, *Auf der Suche nach den Grenzen der Wiedergutmachung: Die Rechtsprechung zur Entschädigung für Opfer der nationalsozialistischen Verfolgung*, Berlin: Berliner Wissenschafts-Verlag 2007, S. 55.

3 Eric A. Goldstein und Mark A. Izeman, »Pollution«, in: *Encyclopedia of New York City*, herausgegeben von Kenneth T. Jackson, New Haven: Yale University Press 1995, S. 914-916.

4 Alberta Szalita und Darel Benaim, *The Force of Destiny*, New York: Jay Street 2005, S. 105.

5 Robert A. M. Stern, Thomas Mellins und David Fishman, *New York 1960: Architecture and Urbanism Between the Second World War and the Bicentennial*, Köln: Taschen 1997, S. 97; Guy Oakes, *The Imaginary War: Civil Defense and American Cold War Culture*, New York: Oxford University Press 1994, S. 165.

6 Du Bois hat den Ausdruck zumindest erstmals öffentlich verwendet (Chris Fuller, »Cora Du Bois and Twentieth-Century American Anthropology«, in: *Anthropology of this Century*, online verfügbar unter: {http://aotcpress.com/articles/cora-du-bois-twentiethcentury-american-anthropology/} [alle Internetquellen Stand September 2019]).

7 Carola Speads, *Breathing: The ABCs*, New York: Harper & Row 1978.

8 N.N., »Organist Kofler a Suicide«, in: *The New York Times*

(28. November 1908), online verfügbar unter: {https://www.ny times.com/1908/11/28/archives/organist-kofler-a-suicide-former-choirmaster-of-st-pauls-shoots.html}.

9 Leo Kofler, *Die Kunst des Atmens: Als Grundlage der Tonerzeugung für Sänger, Schauspieler, Redner, Lehrer*, Kassel: Bärenreiter 1986 [1897].

10 Brett C. Millier, *Elizabeth Bishop: Life and the Memory of It*, Berkeley: University of California Press 1993, S. 231-232.

11 Tyler Anbinder, *City of Dreams: The 400-Year Epic History of Immigrant New York*, Boston: Houghton Mifflin Harcourt 2017, S. 500f.; Deborah Dwork und Robert Jan van Pelt, *Flight from the Reich: Refugee Jews, 1933-1946*, New York: Norton 2012, S. 268f., S. 272f.; Michael Winkler, »Metropole New York«, in: *Exilforschung* 20, herausgegeben von Wulf Köpke, München: Edition Text + Kritik 2002, S. 178-198, hier S. 179.

12 Lori Gemeiner Bihler, *Cities of Refuge: German Jews in London and New York, 1935-1945*, Albany: SUNY Press 2018, S. 112-114.

13 Hungry Gerald, »More Schlag, Please, Herr Doktor«, in: *Hungry Gerald* (4. Juni 2011), online verfügbar unter: {http://hungrygerald. com/2011/06/more-schlag-please-herr-doktor/}.

14 Siddhartha Mukherjee, *Der König aller Krankheiten: Krebs – eine Biografie*, Köln: Dumont 2012, S. 315-324; Allan M. Brandt, *The Cigarette Century: The Rise, Fall and Deadly Persistence of the Product That Defined America*, New York: Basic Books 2007, S. 99f.

15 Siehe Parkers Kolumne der Jahre 1942-1944: »The Beauty Quest« (werktags) und »Beauty« (sonntags) in der *New York Times*, online verfügbar unter: {https://timesmachine.nytimes.com}.

16 Louis B. Schlivek, *Man in Metropolis: A Book about the People and Prospects of a Metropolitan Region*, New York: Doubleday 1965, S. 167-169.

17 Paula A. Michaels, *Lamaze: An International History*, New York: Oxford University Press 2014, S. 122; Marjorie Karmel, *Thank You Dr. Lamaze: How One Mother Discovered the Deeply Satisfying Experience of Painless Childbirth*, New York: Dolphin 1959.

18 Johannes Heinrich Schultz, *Das Autogene Training: Konzentrative Selbstentspannung. Versuch einer klinisch-praktischen Darstellung*, Stuttgart: Georg Thieme 1991 [1932], S. 267.

19 Ebd., S. 267f.

20 Jürgen Brunner, Matthias Schrempf und Florian Steger, »Johan-

178

nes Heinrich Schultz and National Socialism«, in: *Israel Journal of Psychiatry and Related Sciences* 45/4 (2008), S. 257-262.

21 Schultz, *Das Autogene Training*, S. 390.

22 Siehe zu Lazarus und dem historischen Kontext ihres Gedichts Esther Schor, *Emma Lazarus*, New York: Schocken 2006, S. 186-190.

23 Goldstein/Izeman, »Pollution«, S. 914-916.

24 Edith Evans Asbury, »Smog Is Really Smaze«, in: *The New York Times* (21. November 1953), S. 1, 30; N.N., »How Do You Like Smog?«, in: *The New York Times* (21. November 1953), S. 12; N.N., »Smog, Smaze, Smoze, Smag«, in: *The New York Times* (27. November 1953), S. 26.

25 Wolfgang Hach und Viola Hach-Wunderle, *Blickpunkte in die Medizingeschichte des 19. Jahrhunderts*, Stuttgart: Schattauer 2007, S. 51-61.

26 Winfried Mogge, »Aufbruch einer Jugendbewegung: Wandervogel – Mythen und Fakten«, in: *Fokus Wandervogel – Der Wandervogel in seinen Beziehungen zu den Reformbewegungen vor dem Ersten Weltkrieg*, herausgegeben von Sabine Weißler, Marburg: Jonas Verlag 2001, S. 9-25.

27 Wedemeyer-Kolwe, *»Der neue Mensch«*, S. 153-158, S. 178; Bernd Wedemeyer-Kolwe, *Aufbruch: Die Lebensreform in Deutschland*, Darmstadt: Philipp von Zabern, 2017, S. 32-35; Ulrich Linse, »Das ›natürliche‹ Leben: Die Lebensreform«, in: *Erfindung des Menschen: Schöpfungsträume und Körperbilder 1500-2000*, herausgegeben von Richard van Dülmen, Wien: Böhlau 1998, S. 435-456.

28 Marion E. P. de Ras, *Körper, Eros und weibliche Kultur: Mädchen im Wandervogel und in der Bündischen Jugend 1900-1933*, Pfaffenweiler: Centaurus 1988, S. 23.

29 Ebd., S. 22.

30 Konrad Herter, *Begegnungen mit Menschen und Tieren: Erinnerungen eines Zoologen 1891-1978*, Berlin: Duncker & Humblot 1979, S. 112.

31 Rainer Kramer, »Neuer Name: Margarete Draeger – Christin, Lehrerin, aufrechte Demokratin und Lebensretterin«, in: *Gemeindereport Marienfelde* (September 2011), S. 12-13.

32 Bess M. Mensendieck, *Funktionelles Frauenturnen*, München: Bruckmann 1930, S. 15.

33 Maren Möhring, *Marmorleiber: Körperbildung in der deutschen Nacktkultur*, Köln: Böhlau 2004, S. 64-68.

34 Otto Braun und Julie Braun-Vogelstein, *Otto Braun: Aus nachgelassenen Schriften eines Frühvollendeten*, Leipzig: Insel 1921 [1920].

35 Jürgen Kasten, »Jane Beß – Drehbuchautorin«, in: *CineGraph: Lexikon zum deutschsprachigen Film*, herausgegeben von Hans-Michael Bock, München: Edition Text + Kritik 2013, Lg. 18, F 1- F 9; Lg. 24, B 1-B 2.

36 De Ras, *Körper, Eros und weibliche Kultur*, S. 168-169; zur Doggenzucht siehe N. N., »Geschichte Lohelands«, in: *Loheland* (Onlinepräsenz der Loheland-Stiftung), online verfügbar unter: {https:// www.loheland.de/fileadmin/downloads/siedlung/archiv/Geschichte_Lohelands_091027.pdf}.

37 Wedemeyer-Kolwe, »*Der neue Mensch*«, S. 88 f.

38 Louise Langgaard, »Loheland«, in: *Künstlerische Körperschulung*, herausgegeben von Ludwig Pallat und Franz Hilker, Breslau: Ferdinand Hirt 1923, S. 49-54.

39 Jolanthe Marès, *Lillis Ehe: Ein Sittenbild*, Leipzig: Borngräber 1914, S. 80.

40 Zu Joachimsons bzw. Jacksons Biografie siehe Helmut G. Asper, »Die unfreiwilligen Verwandlungen des Felix Joachimson«, in: Felix Jackson, *Berlin, April 1933*, Aachen: Alano 1993, S. 265-296.

41 Wedemeyer-Kolwe, »*Der neue Mensch*«, S. 25, S. 104-107.

42 Clara Schlaffhorst, »Die Bedeutung der Atmung«, in: *Künstlerische Körperschulung*, S. 71-80.

43 Katharina Scheel, *Modelle und Praxiskonzepte der Physiotherapie: Eine Verortung innerhalb von Anthropologie und Ethik*, Münster: LIT Verlag 2013, S. 126.

44 Wedemeyer-Kolwe, »*Der neue Mensch*«, S. 30; Hedwig Müller und Patricia Stöckemann, »... jeder Mensch ist ein Tänzer«: *Ausdruckstanz in Deutschland zwischen 1900 und 1945*, Gießen: Anabas 1993, S. 31-41; Maggie Odom, »Mary Wigman: The Early Years, 1913-1925«, in: *The Drama Review* 24/4 (1980), S. 81-92.

45 Klaus Kreimeier, *Prekäre Moderne: Essays zu Kino- und Filmgeschichte*, Marburg: Schüren 2008, S. 18.

46 Kai Nowak, *Projektionen der Moral: Filmskandale in der Weimarer Republik*, Göttingen: Wallstein 2015, S. 149-163.

47 Wedemeyer-Kolwe, »*Der neue Mensch*«, S. 49.

48 Werner E. Gerabek, »Lungentuberkulose«, in: *Enzyklopädie Medizingeschichte*, herausgegeben von Werner E. Gerabek et al., Berlin: De Gruyter 2004, S. 871 f.; Flurin Condrau, *Lungenheilanstalt und*

Patientenschicksal: Sozialgeschichte der Tuberkulose in Deutschland und England im späten 19. und frühen 20. Jahrhundert, Göttingen: Vandenhoeck & Rupprecht 2000, S. 276-281.

49 Sophie Ludwig, *Elsa Gindler – Von ihrem Leben und Wirken: »Wahrnehmen, was wir empfinden«*, Hamburg: Christians 2002, S. 11-26.

50 Ludwig, *Elsa Gindler*, S. 81.

51 Elsa Gindler, »Die Gymnastik des Berufsmenschen«, in: Ludwig, *Elsa Gindler*, S. 83-93.

52 Sylvia Cserny, »Zur Entwicklung und Geschichte der KBT«, in: *Der Körper ist der Ort des psychischen Geschehens: Grundlagenwissen der Konzentrativen Bewegungstherapie*, herausgegeben von Sylvia Cserny und Christa Paluselli, Würzburg: Königshausen & Neumann 2006, S. 31-65, hier S. 34f.

53 Ruth C. Cohn, »Vorwort zur deutschen Ausgabe«, in: Carola Speads, *Atmen: Eine illustrierte Anleitung zur natürlichen Atmung*, München: Kösel 1983, S. 7-10.

54 So Theodolinda Aldenhoven über die Eröffnung eines Gindler-Kurses, wenn auch erst 1937 (in: *Erinnerungen an Elsa Gindler: Berichte, Briefe, Gespräche mit Schülern*, München: P. Zeitler 2000, S. 105f.). Der Ablauf folgt ansonsten Gindlers Kursnotizen der Jahre 1927/28, in: Edith von Arps-Aubert, *Das Arbeitskonzept von Elsa Gindler (1885-1961) dargestellt im Rahmen der Gymnastik der Reformpädagogik*, Hamburg: Dr. Kovac 2010, S. 388-393.

55 Helen Boak, *Women in the Weimar Republic*, Manchester: Manchester University Press 2013, S. 279; siehe auch Lynne Frame, »Gretchen, Girl, Garçonne? Weimar Science and Popular Culture in Search of the Ideal New Woman«, in: *Women in the Metropolis: Gender and Modernity in Weimar Culture*, herausgegeben von Katharina von Ankum, Berkeley: University of California Press 1997, S. 12-40.

56 Gindler, »Zur Gymnastik des Berufsmenschen«, in: Ludwig, *Elsa Gindler*, S. 91.

57 Zitiert in Arps-Aubert, *Das Arbeitskonzept von Elsa Gindler*, S. 388-393.

58 Vicki Baum, *Menschen im Hotel*, Köln: Kiepenheuer & Witsch, 2018 [1929], S. 186.

59 Ursula Büttner, *Weimar: Die überforderte Republik*, Stuttgart: Klett-Cotta 2008, S. 298.

60 Hans-Ulrich Thamer, *Alltag in Berlin: Das 20. Jahrhundert*, Berlin: Eisengold 2016, S. 14.

61 Zur Weimarer Zeit siehe Sabina Becker, *Experiment Weimar: Eine Kulturgeschichte Deutschlands 1918-1933*, Darmstadt: Wissenschaftliche Buchgesellschaft 2018, S. 26-32, S. 219, S. 227; Büttner, *Weimar: Die überforderte Republik*, S. 333.

62 Ludwig, *Elsa Gindler*, S. 65.

63 So eine Broschüre des Deutschen Gymnastik Bunds im Nachlass von Carola Spitz.

64 Elke Mühlleitner, *Ich – Fenichel: Das Leben eines Psychoanalytikers im 20. Jahrhunderts*, Wien: Zsolnay 2008, S. 146 f.

65 Otto Fenichel, *Psychoanalyse und Gymnastik*, herausgegeben von Johannes Reichmayr, Gießen: Psychosozial-Verlag 2015.

66 Otto Fenichel, »Über Respiratorische Introjektion«, in: *Internationale Zeitschrift für Psychoanalyse* 17 (1931), S. 234 f.

67 Otto Fenichel, »The Psychopathology of Coughing«, in: *Psychosomatic Medicine* 5 (1943), S. 181-184.

68 Gindler, »Zur Gymnastik des Berufsmenschen«, S. 84.

69 Saul Friedländer, *Das Dritte Reich und die Juden: Die Jahre der Verfolgung 1933-1939*, München: dtv 2000, S. 156.

70 Stern/Mellins/David Fishman, *New York 1960*, S. 666.

71 Russell B. Olwell, *At Work in the Atomic City: A Labor and Social History of Oak Ridge, Tennessee*, Knoxville: University of Tennessee Press 2004, S. 1-5.

72 Gregg Mitman, *Breathing Space: How Allergies Shape Our Lives and Landscape*, New Haven: Yale University Press 2008, S. 141-152; Julie Sze, *Noxious New York: The Racial Politics of Urban Health and Environmental Justice*, Cambridge/Mass.: MIT Press 2006, S. 91-108.

73 Kongressbeiträge in: *Atem und Mensch: Vierteljahreszeitschrift für Atempflege, Atemtherapie und Atempädagogik* 3 (1959); Otto-Albrecht Isbert, *Volksboden und Nachbarschaft der Deutschen in Europa*, Langensalza: Beltz 1937. Zu van Heeckeren siehe Hans-Harald Niemeyer, »Mit achtzig aktiv für eine bessere Welt«, in: *Freiburger Yoga-Schule* (Mai 1988), online verfügbar unter: {https://www.freiburger-yogaschule.de/robert-van-heeckeren}.

74 Charlotte Selver, *Waking Up: The Work of Charlotte Selver*, herausgegeben von William C. Littlewood und Mary Alice Roche, Bloomington: Author House 2004, S. 89-95.

75 Bryan Taylor, »How the Salad Oil Swindle of 1963 Nearly Crippled the NYSE«, in: *Business Insider* (23. November 2013), online verfügbar unter: {https://www.businessinsider.com/the-great-salad-oil-scandal-of-1963–2013–11?IR=T}; siehe auch Norman C. Miller, *The Great Salad Oil Swindle*, New York: Coward McCann, 1965.

76 Marion Goldman, *The American Soul Rush: Esalen and the Rise of Spiritual Privilege*, New York: New York University Press 2012, S. 1-20; Jeffrey J. Kripal, *Esalen: America and the Religion of No Religion*, Chicago: University of Chicago Press 2008.

77 Goldman, *The American Soul Rush*, S. 3f.

78 Roy Rosenzweig und Elizabeth Blackmar, *The Park and the People: A History of Central Park*, Ithaca: Cornell University Press 1998, S. 491-497.

79 *Freedom to Breathe: Report of the Mayor's Task Force on Air Pollution in the City of New York*, New York: Task Force 1966, S. 9f.

80 Robert W. Snyder, *Crossing Broadway: Washington Heights and the Promise of New York City*, Ithaca: Cornell University Press 2014, S. 115-117; Stanley Corkin, *Starring New York: Filming the Grime and Glamour of the Long 1970s*, New York: Oxford University Press 2011, S. 42f.; siehe auch Joanne Reitano, *The Restless City: A Short History of New York from Colonial Times to the Present*, New York: Routledge 2010, S. 183; Brian Tochterman, *The Dying City: Postwar New York and the Ideology of Fear*, Chapel Hill: The University of North Carolina Press 2017, S. 1-12; Robert W. Snyder, »Crime«, in: *Encyclopedia of New York City*, herausgegeben von Kenneth T. Jackson, New Haven: Yale University Press 1995, S. 297-299.

81 Yosef Hayim Yerushalmi, *Haggadah and History*, Philadelphia: The Jewish Publication Society 2005, S. 13f.

82 Christopher Lasch, *Das Zeitalter des Narzißmus*, Hamburg: Hoffmann und Campe 1995 [1979], S. 35-39.

83 Lasch, *Das Zeitalter des Narzißmus*, S. 329.

84 Paul Vitello, »Peter Workman, Book Publisher With an Eye for Hits, Dies at 74«, in: *The New York Times* (8. April 2013), online verfügbar unter: {https://www.nytimes.com/2013/04/09/business/media/peter-workman-book-publisher-with-an-eye-for-hits-dies-at-74.html}; siehe auch Robert Klara, »Why Modern Parents Are Still Reading ›What to Expect When You're Expecting‹«, in: *Adweek* (13. August 2017), online verfügbar unter: {https://www.ad-

week.com/brand-marketing/why-modern-parents-are-still-reading-what-to-expect-when-youre-expecting/}.

85 Es handelt sich bei der jungen Frau auf dem Cover um das deutsch-amerikanische Fotomodell bzw. die spätere Modelagentin Ellen Harth, geboren in Berlin, ausgewandert nach New York, von der Modeszene in Manhattan für ihren avantgardistischen Kurzhaar-schnitt, ihr stets extrem sorgfältig aufgetragenes Augen-Make-up und ihre Professionalität gerühmt (N. N., »Ellen Harth, 71, Model and Agent«, in: *Lulu's Couture* [27. Oktober 2009], online verfügbar unter {http://www.luluscouture.com/lulus-fashion/ellen-harth-71-model-and-agent/}).

86 Christoph Kreutzmüller, *Ausverkauf: Die Vernichtung der jüdischen Gewerbetätigkeit in Berlin 1930-1945*, Berlin: Metropol 2012, S. 133-139; Friedländer, *Das Dritte Reich und die Juden: Die Jahre der Verfolgung 1933-1939*, S. 34.

87 Friedländer, *Das Dritte Reich und die Juden: Die Jahre der Verfolgung 1933-1939*, S. 24 f.

88 Wedemeyer-Kolwe, »*Der neue Mensch*«, S. 393.

89 Gabriela Wesp, *Frisch Fromm Fröhlich Frau: Frauen und Sport zur Zeit der Weimarer Republik*, Königstein im Taunus: Helmer 1998; Wedemeyer-Kolwe, »Der neue Mensch«, S. 414-416.

90 Ludwig, *Elsa Gindler*, S. 46; Wedemeyer-Kolwe, »*Der neue Mensch*«, S. 415.

91 Wedemeyer-Kolwe, »*Der neue Mensch*«, S. 63-65.

92 Friedländer, *Das Dritte Reich und die Juden: Die Jahre der Verfolgung 1933-1939*, S. 154 f.

93 Erich Jantetz, »Der Aufmarsch«, in: *Gymnastik und Volkstanz: Monatsschrift der Fachschaft Gymnastik im Reichsverband Deutscher Turn-, Sport- und Gymnastiklehrer* 12/1 (Januar 1937), S. 15 f.

94 Paula Diehl, »Körperbilder und Körperpraxen im Nationalsozialismus«, in: *Körper im Nationalsozialismus: Bilder und Praxen*, herausgegeben von Paula Diehl, Paderborn: Wilhelm Fink/Ferdinand Schöningh 2013, S. 9-30, hier S. 19 f.; siehe auch Hans-Ulrich Thamer, »Volksgemeinschaft: Mensch und Masse«, in: *Erfindung des Menschen: Schöpfungsträume und Körperbilder 1500-2000*, herausgegeben von Richard van Dülmen, Wien: Böhlau 1998, S. 367-386.

95 Jutta Klamt, *Vom Erleben zum Gestalten: Die Entfaltung schöpferischer Kräfte im Deutschen Menschen*, Berlin: Dorn, 1936; N. N., »Jutta Klamt«, in: Der Spiegel (24. Mai 1947), S. 13.

96 Florence Moehl, »Flora Türkel (geb. Deutsch)«, in: »Stolpersteine in Berlin«, online verfügbar unter: {https://www.stolpersteine-ber lin.de/de/biografie/7333}.

97 August Glucker, *Frisch und frei! Gymnastik der Frau in allen Lebens-altern*, Stuttgart: Franckh 1936, S. 3, S. 10-11.

98 Robert N. Proctor, *Blitzkrieg gegen den Krebs: Gesundheit und Pro-paganda im Dritten Reich*, Stuttgart: Klett-Cotta, 2002, S. 214-219, S. 228.

99 Julia Franke, *Paris – eine neue Heimat? Jüdische Emigranten aus Deutschland 1933-1939*, Berlin: Duncker & Humblot 2000, S. 52. Wolfgang Benz weist darauf hin, um wie viel schwieriger und kost-spieliger sich die Emigration nach 1935 gestaltete, im Vergleich zur Auswanderung in der Frühzeit des Nationalsozialismus (Benz, »Das Exil der kleinen Leute«, in: *Das Exil der kleinen Leute: Alltags-erfahrungen deutscher Juden in der Emigration*, herausgegeben von Wolfgang Benz, Frankfurt am Main: Fischer 1994, S. 9-45, hier S. 12).

100 Hans Surén, *Atemgymnastik: Die Schule der Atmung für Körper und Geist für alle Leibesübungen und Berufe*, Stuttgart: Franckh 1937. Zur Biografie siehe Dietger Pforte, »Hans Surén – eine deutsche FKK-Karriere«, in: *»Wir sind nackt und nennen uns Du«: Von Licht-freunden und Sonnenkämpfern. Eine Geschichte der Freikörperkultur*, herausgegeben von Michael Andritzky und Thomas Rautenberg, Gießen: Anabas 1989, S. 130-145. Zu NS-Ideologie und Körperdis-kursen siehe Diehl, »Körperbilder und Körperpraxen im National-sozialismus«; siehe auch Janosch Steuwer, *»Ein Drittes Reich, wie ich es auffasse«: Politik, Gesellschaft und privates Leben in Tagebüchern 1933-1939*, Göttingen: Wallstein 2017, S. 279-281.

101 Zu Solms' Biografie: Rebecca Schwoch, *Jüdische Ärzte als Kranken-behandler in Berlin zwischen 1938 und 1945*, Frankfurt am Main: Ma-buse 2018, S. 522.

102 Zu Schnells Lebensgeschichte siehe N. N., »About Alfred Schnell«, in: *Joods Monument* (7. April 2016), online verfügbar unter: {https://www.joodsmonument.nl/en/page/507885/about-alfred-schnell}.

103 Franke, *Paris – eine neue Heimat?*, S. 344.

104 Ebd., S. 125.

105 Siehe die Darstellung in Jochen Thies, *Evian 1938: Als die Welt die Juden verriet*, Essen: Klartext 2017.

106 Zitiert in Franke, *Paris – eine neue Heimat?*, S. 81.

107 Richard Breitman und Alan M. Kraut, *American Refugee Policy and European Jewry, 1933-1945*, Bloomington: Indiana University Press 1987, S. 73f.; Valerie Popp, »*Aber hier war alles anders …*«: *Amerikabilder der deutschsprachigen Exilliteratur nach 1939 in den USA*, Würzburg: Königshausen & Neumann 2008, S. 53-66.

108 Franke, *Paris – eine neue Heimat?*, S. 300f.

109 Michael L. Grace, »Sailing aboard the SS. Champlain«, in: *Cruiseline History* (13. Juni 2018), online verfügbar unter: {https://www. cruiselinehistory.com/1930s-sailing-1k1/}; Andrea Pitzer, »Nabokov's Wartime Escape on the SS Champlain«, in: *The Secret History of Vladimir Nabokov* (4. April 2013), online verfügbar unter: {http://nabokovsecrethistory.com/news/nabokov-escape-to-ame rica-records-ss-champlain/#.XDXri81CdZV}.

110 Steven M. Lowenstein, »The German-Jewish Community of Washington Heights«, in: *American Jewish Life, 1920-1990*, herausgegeben von Jeffrey S. Gurock, New York: Routledge 1998, S. 245-254.

111 Anton Zischka, *Brot für zwei Milliarden Menschen*, Leipzig: Wilhelm Goldmann 1938, S. 339.

112 *Aufbau* vom 28. November 1941.

113 Die erste deutsche Ausgabe trug einen anderen Titel: *Atmen: Eine illustrierte Anleitung zur natürlichen Atmung*, München: Kösel 1983. Voller Titel der neueren Ausgabe: *Natürliches Atmen – intensiver und gesünder leben: Atemübungen helfen heilen*, Landsberg am Lech: mvg 1987.

114 Jay Schleichkorn, *The Bobaths: A Biography of Bertha and Karel Bobath*, Tucson: Therapy Skill Builders 1992, S. xi f., S. 47.

115 Zur Couch siehe Ruth C. Cohn, *Von der Psychoanalyse zur themenzentrierten Interaktion: Von der Behandlung einzelner zu einer Pädagogik für alle*, Stuttgart: Klett-Cotta 1975, S. 7; das »brennende Haus« zitiert in Sarah G. Hoffmann, »Störungspostulat«, in: *Handbuch Themenzentrierte Interaktion*, herausgegeben von Mina Schneider-Landolf, Jochen Spielmann und Walter Zitterbarth, Göttingen: Vandenhoeck & Ruprecht 2010, S. 101-106, hier S. 101.

116 Ruth C. Cohn, »Vorwort zur deutschen Ausgabe«, in: Speads, *Atmen*, S. 7-10; siehe auch Cohns frühere Gedanken zur Arbeit mit Carola Speads in Berlin: Ruth C. Cohn, »An Approach to Psychosomatic Analysis«, in: *Psychoanalysis* 3/2 (1955), S. 5-14, S. 7; siehe hierzu auch Cohn, »Ein Ansatz zur psychosomatischen Analyse«, in: *KBT: Die Konzentrative Bewegungstherapie: Grundlagen und*

Erfahrungen, herausgegeben von Helmuth Stolze, Berlin: Springer 1988, S. 248-259.

117 Einen Überblick gibt Steven Starker, *Oracle at the Supermarket: The American Preoccupation with Self-Help Books*, New Brunswick: Transaction 2009.

118 Sheldon Saul Hendler, *The Oxygen Breakthrough: 30 Days to an Illness-Free Life*, New York: Pocket 1989; Pam Grout, *Atme dich schlank und bring deinen Stoffwechsel auf Trab*, Steyr: Ennsthaler 2001.

119 Anthony Storr, *Solitude*, London: Flamingo 1990 [1988], S. 12-15.

120 Jane Gross, »A New, Purified Form of Cocaine Causes Alarm as Abuse Increases«, in: *The New York Times* (29. November 1985), S. 1; B 6; Howard Padwa and Jacob A. Cunningham, »Crack Epidemic«, in: *Drugs in American Society: An Encyclopedia of History, Politics, Culture and the Law*, Bd. I, herausgegeben von Nancy E. Marion und Willard M. Oliver, Santa Barbara: ABC-CLIO, 2014, S. 228-230.

121 Stefan Laeng-Gilliatt, »About the Memorial Service for Charlotte Selver«, in: *Pathways of Sensory Awareness* (2003), online verfügbar unter: {http://www.mindfulnessinmotion.net/Pages/memorial.html}.

122 *Reclaiming Vitality and Presence: Sensory Awareness as a Practice for Life*, herausgegeben von Richard Low und Stefan Laeng-Gilliatt, Berkeley: North Atlantic 2007, S. 258-260.

123 Julie Sze, *Noxious New York: The Racial Politics of Urban Health and Environmental Justice*, Cambridge/Mass.: MIT Press 2006, S. 91-108.

124 Mark Jackson, *Asthma: The Biography*, Oxford: Oxford University Press 2009, S. 168-183, S. 203.

125 Einer von neun Todesfällen weltweit, so die Studie mit Bezug auf das Jahr 2012, sei auf Luftverschmutzung (innerhalb und außerhalb von Räumen) zurückzuführen, von diesen Todesfällen allein drei Millionen auf die Verschmutzung von Atemluft außerhalb von Gebäuden (Weltgesundheitsorganisation [WHO], *Ambient Air Pollution: A Global Assessment of Exposure and Burden of Disease*, Genf: WHO Press 2016, S. 15) Siehe auch: Beth Gardiner, *Choked: Life and Breath in the Age of Air Pollution*, Chicago: University of Chicago Press 2019.

126 Carola H. Speads und Margaret J. Leong, »Breathing: An Approach for Facilitating Movement«, in: *Therapeutic Considerations for the*

Elderly, herausgegeben von Osa Littrup Jackson, London: Churchill Livingstone, 1987, S. 55-66.

127 Yale/New Haven Health/Bridgeport Hospital, »The Center for Sleep Medicine«, online verfügbar unter: {https://www.bridgeport-hospital.org/services/sleep-medicine}.

128 Belisa Vranich, *Breathe: The Simple, Revolutionary 14-Day Program to Improve Your Mental and Physical Health*, New York: St Martin's Griffin 2016; Dan Brulé, *Just Breathe: Mastering Breathwork*, New York: Atria 2017.

129 Carl Gustav Jung, *Seelenprobleme der Gegenwart*, Olten: Walter 1973 [1932], S. 174-176.

130 Für eine Überblicksdarstellung siehe Karoline von Steinaecker, *Luftsprünge: Anfänge moderner Körpertherapien*, München: Urban & Fischer 2000. Zur »Ätherziege« siehe ebd., S. 58.

131 Ernst Bloch, *Das Prinzip Hoffnung*, Bd. 2, Frankfurt am Main: Suhrkamp 1973 [1959], S. 542-545.

132 Für eine wissenschaftstheoretische Aufarbeitung Gindlers siehe Katja Rothe, »The Gymnastics of Thought: Elsa Gindler's Networks of Knowledge«, in: *Encounters of Performance Philosophy*, herausgegeben von Laura Cull und Alice Lagaay, London: Palgrave Macmillan 2014, S. 197-219.

133 Zur Wirkungsgeschichte Gindlers siehe Judyth O. Weaver, »Der Einfluss von Elsa Gindler«, in: *Handbuch der Körperpsychotherapie*, herausgegeben von Gustl Marlock und Halko Weiss, Stuttgart: Schattauer 2006, S. 33-40.

134 Hiltrud Häntzschel, »Geschlechtsspezifische Aspekte«, in: *Handbuch der deutschsprachigen Emigration 1933-1945*, herausgegeben von Claus-Dieter Krohn et al., Darmstadt: Wissenschaftliche Buchgesellschaft 2012, Sp. 101-117, hier Sp. 109-110. Zur Kombination von Körperarbeit und Psychoanalyse in der Gestalttherapie siehe auch: Frederick S. Perls, *Das Ich, der Hunger und die Aggression: Die Anfänge der Gestalttherapie*, Stuttgart: Klett-Cotta 1978 [1947] und zur Entstehungsgeschichte von Perls' Studie: Susan Gregory, »Elsa Gindler: Lost Gestalt Ancestor«, in: *British Gestalt Journal* 10/2 (2001), S. 114-117.

135 Alois Prinz, *Hannah Arendt oder die Liebe zur Welt*, Berlin: Insel 2012; *Das Tagebuch der Hertha Nathorff: Berlin-New York: Aufzeichnungen, 1933-1945*, Frankfurt am Main: Fischer 2016; Dore Jacobs sei als Beispiel einer in Deutschland überlebenden Bewegungsleh-

rerin angeführt. Siehe hierzu Mark Roseman, »Ein Mensch in Bewegung: Dore Jacobs (1894-1978)«, in: *Essener Beiträge: Beiträge zur Geschichte von Stadt und Stift Essen* 114 (2002), S. 73-109.

136 Ronald E. Purser, *McMindfulness: How Mindfulness Became the New Capitalist Spirituality*, London: Repeater 2019, S. 8-9; siehe auch David Forbes, *Mindfulness and Its Discontents: Education, Self, and Social Transformation*, Black Point, Nova Scotia: Fernwood 2019.

137 »DOK. 146: Aaltje de Vries-Bouwes berichtet in ihrem Tagebuch am 29. Juni 1942 von Gerüchten, dass in Polen Hunderttausende von Juden vergast würden«, in: *Die Verfolgung und Ermordung der europäischen Juden durch das nationalsozialistische Deutschland 1933-1945*, Bd. 5: *West- und Nordeuropa 1940-Juni 1942*, herausgegeben von Susanne Heim et al., München: Oldenbourg 2012, S. 399f.

138 Anna Hájková, »Das Polizeiliche Durchgangslager Westerbork«, in: *Terror im Westen: Nationalsozialistische Lager in den Niederlanden, Belgien und Luxemburg 1940-1945*, herausgegeben von Wolfgang Benz und Barbara Distel, Berlin: Metropol 2004, S. 217-248.

139 Margaret S. Mahler, *Mein Leben, mein Werk*, herausgegeben von Paul E. Stepansky, München: Kösel 1989, S. 127-131; siehe auch Bernhard Handlbauer, »Wiener Psychoanalytikerinnen im US-amerikanischen Exil: Auswirkungen der Emigration auf berufliche Identität, Karriere und Lebenswerk«, in: *Zwischenwelt 9: Frauen im Exil*, herausgegeben von Siglinde Bolbecher und Beate Schmeichel-Falkenberg, Klagenfurt: Drava 2007, S. 201-223, hier S. 211-213.

140 Als Herausgeber: *Die Wiedergutmachung nationalsozialistischen Unrechts durch die Bundesrepublik Deutschland*, Bd. 1 bis 7, herausgegeben von Walter Schwarz, München: C. H. Beck 1974-2000.

141 N. N., »Der Volkswagen: 75 Jahre VW Käfer«, in: *Focus* (27. Januar 2013), online verfügbar unter: {https://www.focus.de/auto/gebrauchtwagen/oldtimer/tid-29175/75-jahre-volkswagen-kaefer-vom-hitler-golf-zur-kult-kugel_aid_903982.html}.

142 Achim Trunk, »Die todbringenden Gase«, in: *Neue Studien zu nationalsozialistischen Massentötungen durch Giftgas: Historische Bedeutung, technische Entwicklung, revisionistische Leugnung*, herausgegeben von Günter Morsch und Bertrand Perz, Berlin: Metropol 2011, S. 23-49; Astrid Ley, »Massentötung durch Kohlenmonoxid: Die ›Erfindung‹ einer Mordmethode, die ›Probevergasung‹ und der

Krankenmord in Brandenburg/Havel«, in: Morsch/Perz, *Neue Studien zu nationalsozialistischen Massentötungen durch Giftgas*, S. 88-99.

143 Berel Lang, *Holocaust Representation: Art within the Limits of History and Ethics*, Baltimore: Johns Hopkins University Press 2000, S. 10. Hieraus ergibt sich auch die Frage, wie zulässig bzw. geschmackvoll es sein kann, das Schicksal der Paula Joseph, ihre Deportation, ihre Ermordung, zu einem konventionellen »Cliffhanger« in dieser Biografie werden zu lassen und somit als erzählerisch gewinnbringenden Effekt zu nutzen. In diesem Fall allerdings will die Biografie das Verschweigen der Tatsachen selbst reflektieren. Sie will verdeutlichen, wie Carola Spitz, zumindest als öffentlich handelnde und sprechende Person, die Ermordung ihrer Mutter (wie ihres Bruders) in Auschwitz konsequent nicht thematisierte. So soll auch ein typisches Verhalten dieser Generation anschaulich gemacht werden (siehe hierzu Naomi Bubis und Sharon Mehler, *Shtika: Versuch, das Tabu zu brechen*, Frankfurt am Main: Suhrkamp 1996, und Carol A. Kidron, »Breaching the Wall of Traumatic Silence: Holocaust Survivor and Descendant Person-Objects Relations and the Material Transmission of the Genocidal Past«, in: *Journal of Material Culture* 17/1 [2012], 3-21).

144 Einige jüdische Kinder wurden in diesem Internat (der späteren Ecole d'Humanité) bis 1945 schulgeldfrei vor der Verfolgung geschützt, der sie außerhalb der Schweiz ausgesetzt gewesen wären. (Nurit Wenger-Varga hat diesen Aspekt erhellt.) Otto und Carola entschieden sich, wie sich wohl die allermeisten Familien entschieden hätten: die fünfzehnjährige Tochter aus dem Internat und zu sich zu holen, um über Amsterdam, über Paris in die Vereinigten Staaten überzusiedeln. Weder konnten sie wissen, dass Amsterdam und Paris zu unsicheren Orten werden würden, noch, dass die Schweiz bis zum Ende der nationalsozialistischen Herrschaft ein sicherer Ort bleiben würde. Sie sahen, das ist mehr als wahrscheinlich, in ihrem Handeln die einzig denkbare Möglichkeit, die Sicherheit Dorotheas zu garantieren.

145 Die komplette Passage lautet in Goldschmidts Übersetzung: »Der Mensch wurde deshalb einzig erschaffen, um dich zu lehren, dass, wenn jemand eine jisraelitische Seele vernichtet, es ihm die Schrift anrechnet, als hätte er eine ganze Welt vernichtet, und wenn jemand eine jisraelitische Seele erhält, es ihm die Schrift anrechnet, als hätte er eine ganze Welt erhalten« (Lazarus Goldschmidt,

Der Babylonische Talmud, Bd. 8, Königstein: Jüdischer Verlag 1981, S. 603).

146 Zur Gattungsproblematik der Biografie siehe etwa Hermione Lee, *Biography: A Very Short Introduction*, Oxford: Oxford University Press 2009, S. 1-18.

Bildnachweise

1. Foto von Carola Spitz auf ihrer Einbürgerungsurkunde. In: Nachlass Carola und Otto Spitz.
2. Klientin fotografiert von Carola Speads. In: *A Glimpse of Paradise*, unveröffentlichte Festschrift, Nachlass Carola und Otto Spitz.
3. Aufnahme aus dem Schwarzwald. In: Nachlass Carola und Otto Spitz.
4. Tauzieh-Fotografie, produziert für den Scherl-Verlag, 1926. In: Nachlass Carola und Otto Spitz.
5. Passfotos Otto Spitz. In: Nachlass Carola und Otto Spitz.
6. Buchcover *Breathing: The ABCs*, Harper & Row, 1978.
7. Kraj-Zigarettenfabrik. In: Nachlass Carola und Otto Spitz.
8. Carola Speads, 1995, New York City. Fotografiert von Robert Ullmann.
9. 251 Central Park West. Aufnahme des Autors.
10. Familienfoto. In: Nachlass Carola und Otto Spitz.